U0341081

古醫籍稀見版本影印存真文庫

温病合编

清·石壽棠編

中醫古籍出版社

責任編輯　鄭　蓉
封面設計　張雅娣

图书在版编目(CIP)数据

温病合编／（清）石寿堂编著．—北京：中医古籍出版社，2015.9

（古医籍稀见版本影印存真文库）

ISBN 978-7-5152-0871-8

Ⅰ.①温… Ⅱ.①石… Ⅲ.①温病学说 Ⅳ.①　R254.2

中国版本图书馆CIP数据核字(2015)第093416号

古醫籍稀見版本影印存真文庫
溫病合編　清·石壽堂　編著

出版發行　中醫古籍出版社
社　　址　北京東直門內南小街16號(100700)
印　　刷　北京金信諾印刷有限公司
開　　本　850mm×1168mm　32開
印　　張　10.375
字　　數　66千字
版　　次　2015年9月第1版　2015年9月第1次印刷
印　　數　0001～3000冊
書　　號　ISBN 978-7-5152-0871-8
定　　價　22.00圓

國家古籍出版

專項經費資助項目

據中國中醫科學院圖書
館藏清代綠格抄本影印
原書版框高一二八毫米
寬九四毫米

出版説明

中醫藥學是中華民族優秀傳統文化的重要組成部分，是我國醫學科學的特色，也是生命科學中具有自主創新優勢的領域。歷代存留下來的中醫典籍是我國寶貴的文化遺産，其承載着中華民族特有的精神價值、思維方法、想象力和創造力，是中醫藥科技進步和創新的源泉。對中醫古籍進行保護與整理，即是保護了我國全部古籍中的一個重要的組成部分。

《古醫籍稀見版本影印存真文庫》在全面調查現存古醫籍版本情况的基礎上，遴選出五十餘種具有較高學術價值、文獻價值的古醫籍，對其稀見的版本進行搶救性地挖掘整理，其内容涵蓋中醫臨床内、外、婦、兒、針灸、五官各科及基礎理論等領域。這些版本多爲亟待搶救的瀕危版本、珍稀版本、孤本、善本，或者曾經流傳但近幾十年來世面上已很難見到的版本，屬於讀者迫切需要掌握的知識載體，具有較大的出版價值。爲方便讀者閱讀與使用，本叢書整理者對所遴選古籍的版本源流及存世狀况進行了考辨，撰寫了提要，簡介了作者生平，評述了著作的學術價值；爲避免在整理過程中出現各種紕漏，最大限度地保留文獻原貌，我社决定採用影印整理出版的方式。

此次所選書目具有兩個特點：一是以學術性和實用性兼顧爲原則，選擇凝結歷代醫藥學家獨到理論精粹及豐富臨床經驗的精品力作，突出臨證實用，并且充分注重各類中醫古籍的覆蓋面，除了喉科之外，其余各類均有涉及；二是選擇稀見版本，影印出版，不僅可以避免目前市場上古籍整理類書籍魚目混雜、貽誤后學之弊，而且能够完整地體現歷史文獻的真實和完整性，爲讀者研習中醫提供真實的第一手資料。該叢書對於保護和利用中醫藥古籍，發揚和傳承中醫藥文化，更好地爲中醫藥科研、臨床、教學服務具有重大的意義。

我社自二十世紀八十年代成立以來，陸續出版了大型系列古籍叢書，影印的有《中醫珍本叢書》《文淵閣四庫全書醫家類》《北京大學圖書館館藏善本醫書》《海外回歸中醫古籍善本集萃》《中醫古籍孤本大全》等，自出版后廣受學界和藏書機構歡迎。實踐證明，以影印爲基礎進行文獻開發，不僅符合學術研究和收藏需要，而且操作性更强，對促進文獻批露意義重大。

在編輯過程中，我們遵循《古醫籍稀見版本影印存真文庫》的編輯規範，進行了嚴格地查重，并查核原書，爲每種圖書制作了新的書名頁，重新編目，讓讀者一目了然。爲了讓讀者真真切切感受古籍的原汁原味，我們對前言和目録均採用繁體竪排形式。需要説明的是，所收珍本中有缺卷或缺頁的情況，由於這些珍本基本上没有復本，我們没有進行配補，僅作了相應的標注，也留下了些許遺憾，敬請廣大讀者諒解。

中醫古籍出版社

二零一五年九月

前言

明清之際，溫病學派崛興，諸家鵲起，論著迭出。咸豐、同治年間，有安東石芾南，字壽棠，舉孝廉，榜名湛棠，其家七世為醫，著《醫源》三卷，頗負盛名。因慮初學之士，略見一斑，未窺全豹，難免有顧此失彼之憾，遂博考群賢議論，遍訪名師，並承家學，編次《溫病合編》五卷，意在薈萃諸說，以饗讀者。

本書卷首以《素問·熱論》為主，同時搜集王叔和、張景岳、吳又可、喻嘉言等對溫病病因、證治、順逆的闡發，兼參石氏褒貶，進行理論上的概述。卷一論風溫、溫熱、瘟疫、溫毒、暑溫、濕溫、秋燥、冬瘟、溫瘧大綱和溫病察色、辨證方法及傳變規律。卷二論溫病病機、治則及遺方、用藥等。卷三分表證、裏證、五兼證、十夾證、遺證、婦人小兒、論藥宜忌七篇，對頭痛、目脹、發黃、煩躁、便血、呃逆等九十餘證之表裏、寒熱、虛實、脈象、治法、一一備述。卷四列論溫毒證治及疫痧表裏見證，強調溫毒與溫熱之區別，對疫痧之源流、症狀、順逆、鑒別敘述尤詳。末附類傷寒四證。

石氏在學術上遵崇葉、吳，又主張博採諸家，窮流溯源。此外，石氏特別重視傷寒與溫病的鑒別，認為傷寒與溫病易於混淆，必須詳審。寒溫二字判若天壤，而所入之門戶又屬殊途，傷寒邪從毛竅入，由表入裏，溫熱邪從口鼻入，由裏達表，其治各異。傷寒傷人之陽，救陽為急，故主乎溫；溫熱傷人之陰，救陰為先，故主乎清。在溫熱病的辨證施治上，石氏還力主以三焦立論，認為初在上焦，宜用清涼輕宣、芳香逐穢諸法，中焦實證則宜疏利攻下，終傳下焦宜救陰濳陽。用藥宜忌方面作者着重論述了承氣湯及石膏、生地、黃連等諸藥，並指出溫病解後宜養陰之品，不可妄投參、朮等補劑及青皮、枳實、檳榔諸香燥之類。

本書撰於清同治六年丁卯（一八六七年），文辭曉暢而理論公允，為溫病入門之正階。其刊行情況不詳，所見近代醫籍目録中均未見收録。中國中醫科學院圖書館所藏清代緑格巾箱抄本，是國内已知孤本，版本珍貴，一九八四年我社已據此影印，並將殘缺和模糊之處做了考證和修補。此次在其基礎上再次影印出版，可供學習、研究溫病學説，以及臨證治療時參考。

中醫古籍出版社

目録

溫病合編序

人禀天地之氣以生。即感天地之氣以病。蓋氣有正有邪。病有常有變。如傷寒為天地之正氣。溫疫感天地之厲氣。氣不同而治因亦異。毫釐之差。千里之謬。辨之不可不早辨也。軒岐以下。名賢代出。如東漢南陽張太守仲景著傷寒論。金匱要略。集醫中之大成。俾後學治傷寒雜病者。皆得所宗。至其餘五氣。原別有方論。惜乎兵火散失。遺經不完。其外三大家中。如東垣老人。詳於內傷。而畧于外感。雖冬溫春溫二義。能從內經悟出而立方。猶不遠傷寒。朱氏丹溪長于濕熱。善用寒涼。而論治未盡美備惟金之劉守真主三焦立論而不墨守傷寒六經可謂獨闢洪濛揭日月於中天矣然其論混在傷寒六書中要在人眼光採擇耳宋元以來如龐安常之卒病論立方專主和解朱肱之活人書溫散雜以苦寒他如韓祇和之微旨王實之證治張子和之心鏡等書類皆將溫熱之病認作傷寒以傷寒之方混療溫熱不知寒溫二字判若霄壤而所入之門又屬殊途傷寒邪從毛竅入由表傳裏溫熱邪從口鼻入由裏達表不察乎此而概以溫散爲法是直以溫治溫矣其貽悞豈淺鮮哉明李方中行著傷寒

條辨直登仲景之堂而論溫熱偏分陰分陽將四時之
感冒風寒者指為寒疫未免混淆學者之心目迨
吳氏又可出著溫疫論發前人所未發讀之若暗室之
一炬維時崇禎辛巳疫氣流行故所論但一時之溫疫
非常候之溫熱而且獨主九傳不分三焦其疏利攻
下成方治中焦實證則得矣而於風溫濕溫暑溫
諸證初傳上焦手太陰手厥陰宜用清涼輕宣芳香
逐穢諸法繼傳下焦足少陰足厥陰宜用救陰潛陽
諸法皆未有備上元戴氏麟郊著廣溫疫論取吳
又可書為稿本而潤色之其論辨至詳且明而立方仍

有未盡備者矣。西昌喻氏嘉言。著尚論篇。醫門法律。寓意草。三書。其論温病。主內經立說。直探本原。而中下二篇。竟混入傷寒少陰厥陰證。立方專主温經散寒。一一求合仲景傷寒論。豈知傷寒傷人之陽。救陽為急。故主乎温。温熱傷人之陰。救陰為先。故主乎清。以喻氏若心積學之士。而悞會至此。其他概可知矣。吳閶葉天士出。著温熱論。窮究入微。獨超千古。又得吾浙鄉前輩吳鞠通先生。著温病條辨。取其論辨而推廣之。其論證窮流溯源。詳審精密。而所立清營清宮諸方。又未能透邪外出。殆未免偏於救

陷。有矯枉過正者與。崇慮初學之士。略見一班。未窺全
豹。未免有厭此失彼之憾。因於課讀之餘。而論軒
岐經旨。博考群賢議論。歌訣字學。徧訪名師。其
於臨症驗証者。必衷諸一是。其於卷帙浩繁者。必要
其旨歸。琅琳珠璧。无美不搜。名曰溫病合編。惟崇年
十有三。先大夫見背。惕乏趨庭之訓。而又資稟庸拙。
不学心聾。徒懷濟世之心。深愧測蠡之見。敢希海
內名賢。補偏救弊。實餘起天札之民。同登壽宇。崇
將執弟子之禮以事之。是為序。
同治六年。歲次丁卯春月。安東石壽棠。榜名湛棠。

芾南氏。序於誠求書屋。

温病合編目録

卷首

卷一

卷二

温病合编卷首

淮東石壽棠芾南编次　男宗慶漢丞校字

内經　鞠通氏註

陰陽應象大論曰。喜怒不節。寒暑過度。生乃不固。故重陰必陽。重陽必陰。故曰冬傷於寒。春必病温。

金匱真言論曰。夫精者身之本也。故藏于精者。春不病温。

冬傷寒則春病温。惟藏精者足以避之。否則本實先撥。陰精不足以敵之。故春必病温。

熱論篇曰。凡病傷寒而成温者。先夏至日者為病温。後夏至日者為病暑。暑當與汗出。勿止。

先夏至春候也春氣温陽氣發越陰精不足以承之故
為病温後夏至温盛為熱熱盛則濕動熱與濕搏而為
暑也勿者禁止之辭勿止暑之汗即治暑之法也
刺志論曰氣盛身寒得之傷寒氣虚身熱得之傷暑
生氣通天論曰因於暑汗煩則喘喝靜則多言
暑中有火性急而疏泄故令人自汗火與心同氣相求故
善煩煩則喘喝者火克金故喘鬱遏肺中清肅之氣
故欲喝而呻之其或邪不外張而内藏於心則靜心主
言暑邪在心雖靜亦欲自言不休也
論疾診尺篇曰尺膚熱甚脉盛躁者病温也其脉盛而

滑者。病且出也。

尺膚熱甚。火爍精也。脈盛躁。精被火煎沸也。脈盛而滑。邪機向外也。

熱病篇曰。熱病三日。而氣口靜人迎躁者。取之諸陽五十九刺。以瀉其熱。而出其汗。實其陰以補其不足。身熱甚陰陽皆靜者。勿刺也。其可刺者。急取之。不汗出則泄。所謂勿刺者。有死徵也。

熱病三日。而氣口靜人迎躁者。邪機尚淺。在上焦。故取之諸陽。以泄其陽邪。陽氣通則汗隨之。實其陰以補其不足。陽盛則陰衰。瀉陽則陰得安其位。故曰實

其陰瀉陽之有餘即所以補陰之不足也身熱甚而脉之陰陽皆静脉證不應陽証陰脉故曰勿刺

熱病七日八日動喘而弦者急刺之汗且自出淺刺大指間

熱病七八日動喘而弦喘為肺氣實弦為風火鼓盪故淺刺手大指間以泄肺熱肺之熱痺開則汗出大指間肺之少商穴也

熱病七日八日脉微小病者溲血口中乾一日半而死脉代者一日死

熱證七八日脉微小者邪氣深入下焦血分逼血從小便出故溲血陰精告竭陰液不得上潮故口中乾脉至

微小不惟陰精竭陽氣亦從而竭矣死象自明倘脉
實者可治
熱病已得汗出而脉尚躁喘且復熱勿刺膚喘甚者死
熱病已得汗脉尚躁而喘故知其復熱也熱不為汗
衰火熱克金故喘金受火克肺之化源欲絕故死
間有可治法詳於後
熱病七日八日脉不躁躁不散數後三日中有汗三日不汗
四日死未曾汗者勿腠刺之
脉不躁躁不散數即脉浮當出汗之象若三日不
汗則是正不能與邪爭矣故死

熱病不知所痛耳聾不能自收口乾陽熱甚陰頗有寒者熱在骨髓死不可治

熱病不知所痛正衰不與邪爭也耳聾陰傷精欲脫也不能自收真氣憊也口乾熱甚陽邪獨盛也陰頗有寒謂下焦陰分頗有虛寒之症以陰精虧損之人真氣敗散之象已見而邪熱不退未有不乘其空虛而入者故曰熱在骨髓死不治其有真氣未至潰敗者猶有治法詳見於後

熱病已得汗而脉尚躁甚此陰脉之極也死其得汗而脉靜者生

熱病已得汗。而脉尚躁甚。此陰虛之極。故曰死。大剩數陰。容有生者。注詳於後。

熱病脉尚躁盛。而不得汗者。此陽脉之極也。死。脉躁盛得汗靜者生。

脉躁盛不得汗。此陽盛之極也。陽盛而至於極。陰無容留之地。故亦曰死。然邪強。正弱。正尚能與邪爭。留得一分正氣。便有一分生理。急急救陰。間有生者。盖陰陽俱靜。邪氣深入下焦。陰分正無得邪之意。直聽邪之所為。不死何待。

熱病不可刺者有九。一曰汗不出。大顴發赤。噦者死。

汗不出而顴赤。邪盛不得解也。噦。脾陰病也。陰陽齊病。治陰礙陽。治陽礙陰。故曰死也。

二曰泄而腹滿甚者死。

泄而腹滿甚。脾陰病重也。亦係陰陽皆病。故死。

三曰目不明。熱不已者死。

目不明。精散而氣脫也。經曰。精散視歧。又曰氣脫者目不明。熱猶未已。仍鑠其精而傷其氣。不死得乎。

四曰老人嬰兒熱而腹滿者死。

老人孤陽已衰。嬰兒稚陽未足。既得溫熱之陽病。又加腹滿之陰病。不必至於滿甚。而已有死道焉。

五曰汗不出嘔下血者死

汗不出為邪陽甚嘔為正陽衰下血者熱邪深入不得外出必逼迫陰經之血下注亦為陰陽兩傷也

六曰舌本爛熱不已者死

腎脉脾脉心脉皆循喉嚨係舌本陽邪深入則一陰一陽之火結于血分腎水不得上濟熱退猶可生熱仍不退故曰死也

七曰欬而衄汗不出出不至足者死

欬而衄邪閉肺絡上行清道汗出邪泄可生不然則化源絕矣

八曰髓熱者死。

髓熱者邪入至深至于腎部也。其證舌胎黑燥齒燥無津。而皮間反不熱。口亦不渴。此髓熱之候也。

九曰熱而痓者死。腰折瘈瘲嚙齘也。

熱而痓。邪入至深至于肝部也。嚙齘。齒相切也。

凡此九者不可刺也。

太陽之脉色榮顴骨。熱病也。榮未交。曰今且得汗待時而已。與厥陰脉爭見者死期不過三日。

兩太陽之脉絡於顴。太陽屬水。受火沸。故色榮赤。為熱病也。榮未交者。止顴骨一處見赤色。不交他

處病之淺者也。曰今且得汗。待時而已者。溫病熱自
内出。经氣先虛。雖汗之多未解。必待午未正陽杲
日當空。羣陰見晛。太陽经邪不留而盡出也。与厥
陰脉争見者。厥陰之脉络頰後与兩顴並交。榮色
争見赤紫滯晦。傳经勢重已為主。死若争見青
黑。則是水火之反克。金不来生水。反生火。水無容
足之地。故死速也。
少陽之脉色榮頰前。熱病也。榮未交。曰今且得汗待
時而已。与少陰脉争見者。死期不過三日。
兩少陽之脉络頰前。少陽為相火。火色現於二经交

會之處故爲熱病也。榮未交者止頰前一處見赤色，未交他處病之淺者也。曰今且得汗待時而已者，亦熱自內出，經氣先虛，不待寅卯初旭出震，繼離煥然一新，少陽經邪不留而盡出也。與少陰脈爭見者，少陰之脈絡兩顴，與頰前並交，榮色爭見紫黑，則是少陽相火少陰真火兩火交熾，水難爲受，頃刻俱爲灰燼者矣，不死何待。

評熱病論帝曰：有病溫者，汗出輒復熱，而脈躁疾不爲汗衰，狂言不能食，病名爲何？岐伯曰：病名陰陽交，交者死也。人所以汗出者，皆生於穀，穀生於精。今邪氣交爭於骨肉而得汗者是邪却而精勝也精勝則當能食而不復熱復熱者邪氣也汗者精氣也今汗出而輙復熱者邪氣勝也不能食者精無俾也病而留者其壽可立而傾也且夫熱論曰汗出而脉尚躁盛者死今脉不與汗相應此不勝其病也其死明矣狂言者是失志失志者死今見三死不見一生雖愈必死也

熱論篇帝曰熱病已愈時有所遺者何也岐伯曰諸遺者熱甚而強食之故有所遺也若此者皆病已衰而熱有所藏因其穀氣相薄兩熱相合故有所遺也帝曰治遺奈何岐伯曰視其虛實調其逆從可使必已也帝

曰病熱當何禁之岐伯曰病熱少愈食肉則復多食則遺此其禁也

刺法論帝曰余聞五疫之至皆相染易無問大小病狀相似不施救療如何可得不相移易者岐伯曰不相染者正氣存内邪不可干

玉版論要曰病温虚甚死

病温之人精血虚甚則無陰以勝温熱故死

平人氣象論曰人一呼脉三動一吸脉三動而躁尺熱曰病温尺不熱脉滑曰病風脉濇曰痹

温病必傷金水二臟之津液尺之脉屬腎尺之穴屬肺

也此處肌肉熱故知為病溫其不熱而脉滑者則為病風風之傷人也陽先受之尸為陰故不熱也此脉動躁而堅濇是氣有餘而血不足病則為痺矣

六元正紀大論曰辰戌之歲初之氣民厲溫病卯酉之歲二之氣厲大至民善暴死終之氣其病溫寅申之歲初之氣溫病乃起丑未之歲二之氣溫厲大行遠近咸若子午之歲五之氣其病溫巳亥之歲終之氣其病溫厲

時和歲稔天氣以寧民氣以和雖當歲亦徵至於凶荒兵火之後民受飢寒勞苦雖應徵之歲亦

歲常見飢饉之歲民受飢寒根本先虧往往冬為寒氣所傷至次年四五月間温疫遍行故叔和謂辛苦之人春夏多温熱病耳

喻嘉言辨正王叔和序例

原本所駁未免過當茲擇其是者録於篇首

王叔和曰中而即病者名曰傷寒不即病者寒毒藏於肌膚寒邪由肌膚而入辛苦之人邪藏肌膚則有之若膏粱輩冬不藏精者其寒邪有藏于骨髓者矣

棠按經云冬傷於寒未嘗言冬藏於寒也今王氏云寒邪藏於肌膚喻氏云寒邪藏于骨髓似寒邪能

藏伏于內也夫賊邪傷人隨感隨發頃刻不能隱藏不露
人皆知之即曰春風夏暑秋燥冬寒為天地之正邪
經曰正邪之傷人也若有若無若存若亡言邪漸漬而
不驟不能隨感隨發似乎可以藏伏而不知非能藏伏
也乃言人冬月為寒氣所傷根本先虧生乃不固且
寒久必化為熱在內已有溫熱之根至春便易感溫
氣而病溫故曰重陰必陽故曰冬傷於寒春必病溫
所以饑饉之歲人受饑寒春多溫疫邪之所湊其氣
必虛也故又曰藏於精者春不病溫
至春發為溫病春氣既轉為溫即當名為溫病

至夏發為暑病。

此一句尤為無據，暑病乃夏月新受之病，豈有冬月伏寒，春時不發，至夏始發之理乎？

夏氣既轉為熱，即當名為熱病。

暑病者，熱極重于溫也。

棠按：謂夏時熱病，重于春時溫病則可，謂冬傷於寒，至夏發為暑病，反重于溫病則不可。

是以辛苦之人，春夏多溫熱病，皆由冬時觸寒所致，非時行之氣也。

內經但言冬傷于寒，春必病溫，未嘗言夏必病暑也。

但言夏傷于暑秋必痎瘧未嘗專引冬春也其意蓋謂春月之病始于冬秋月之病始于夏耳此等闕頭不徹故以温熱病並舉故謂暑重於温

從春分以後至秋分節前天有暴寒者皆為時行寒疫也

案 指春温夏暑秋涼三時各有主病時行寒疫間亦有之不皆為寒疫也

三月四月或有暴寒其時陽氣尚弱為寒所折病熱猶輕五月六月陽氣已盛為寒所折病熱則重七月八月陽氣已衰為寒所折病熱亦微其病與温及暑相

似。但治有殊耳。

棠按。此即上文寒疫。所謂異氣病者此也。

若脈陰陽俱盛。重感于寒。者發為溫瘧。陽脈浮滑。陰脈濡弱者。更遇於風。發為風溫。陽脈洪數。陰脈實大者。更遇溫熱。發為溫毒。溫毒為病最重也。陽脈濡弱。陰脈弦緊者。更遇溫氣。發為溫疫。以此冬傷於寒。發為溫病。脈之變證。方治如法。

難經云。傷寒有五。其脈有變否。變者辨也。辨脈定證也。何叔和漫擬四變。皆牽引冬傷于寒乎。

辨正張景岳論溫並治法

張景岳曰：温疫本即傷寒。又曰：先受寒邪，再觸則發。又曰：若非表証，何以必汗而後解。

棠按：張氏引经曰：冬傷于寒，春必病温。並未理會上文有故曰二字，有重陰必陽、重陽必陰二句，又以傷寒化熱之後，内经亦稱為熱病，故曰温疫本即傷寒。不知傷寒化熱之熱病，其原為傷寒；春夏之温熱病，其原為温熱。一由表傳裏，一由裏達表，寒温相去霄壤，傳變亦表裏殊途。況温疫乃天地之厲氣，且與常候之温熱病不同，何得謂温疫本即傷寒乎？甚曰先受寒邪，再觸則發，此温疫兼寒之証，非温疫之常者也其曰若非表邪何以必汗而後解不知傷寒一汗而解温疫屡汗不休必待攻下之後疫邪中潰始得汗解總之張氏之悮由于讀錯經文之故是以篇中多將論傷寒之文引証温熱也

張景岳曰身雖熱而脉弱者當純補為主或微兼温散又曰初感速宜取汗

棠按温病初起疫邪閉伏脉息多弱若用純補則温邪遏鬱必致內閉其曰初感速宜取汗此治傷寒之法若温病邪從口鼻而入不在足太陽之表最忌麻桂發汗最宜解肌若悮發而汗出不止必至

神昏譫語發疹發癍皆通取其汗之通也

辨正吳又可論溫並治法

吳又可曰冬傷於寒春必病溫出自素問皆漢人所撰晉王叔和又以述傷寒例蓋順文之誤

棠按辛苦之人根本先虧冬月為寒氣所傷久而化熱至春便易感溫氣而病溫皆伏氣為病之理誠有之矣而吳又可非之者蓋以又可當溫疫盛行之時又初創溫疫治法不免矯枉過正不知溫疫者是一時之厲氣延家合戶並役使然故曰溫疫非常候之溫熱病可比也

吴又可曰。冬不藏精。春必病温。此亦漢人所撰。但言斷喪致病。不言因邪致病。

棠按。冬不藏精之人。根本先虧。真陰不足以敵之。至春便易感温氣而病温。初起即見少陰經証。不可以温疫治法治之。詳見于後。又可未及詳審。故曰不言因邪致病。

吴又可曰。疫邪游溢諸經。當隨經引用。以助升泄。如疫邪溢于太陽。見腰背項痛等証。加羌活。溢於陽明。見目痛、眉稜骨痛、眼眶痛、鼻乾不眠等証。加葛根。溢於少陽。見脇痛、耳聾、寒熱、嘔而口苦等証。加柴胡。

棠按傷寒論六经由表傳裏温病論三焦自上及下不可以傷寒法雜之蓋感冒重疫則又当從

吴又可曰温疫舌上白胎者邪在膜原也舌根漸黄至中央邪漸入胃設有三陽見証用達原飲三陽加法因有裏証復加大黄名三消飲此表裏分傳者宜之

棠按血氣充實之人表裏兩急之病非此不克臨証酌而用之

吴又可曰下後斑漸出不可大下若復大下斑毒内陷則危宜托裏舉斑湯

棠按方中用歸升柴芷山甲皆升提辛燥之品銷

灼津液病溫之人腎陰已虛豈可再汗以拔其根本
再燥以耗其津液乎此方自不可從宜用牛蒡子
苦桔梗大貝母蘇荷銀翹等味辛涼透達爲是
吳又可曰陰枯血燥宜清燥養榮湯設熱渴未除裏證仍
在宜承氣養榮湯痰涎湧甚胸膈不清宜蔞貝養榮湯
棠按養榮諸湯立法甚善但陳皮之溫燥當歸之
辛竄恐耗津液不宜多用若佐以少許疏通氣血未
嘗不可用藥要有陰陽開闔
吳又可曰腸胃無邪獨小便急數或白膏如馬遺治
在膀胱宜豬苓湯

棠按腸胃無邪獨小便急數此火有餘水不足之象惟以滋水瀉火爲急務若淡滲之品最耗津液不可多用惟溼重者宜之

辯正喻嘉言論冬傷於寒春必病温上篇

喻嘉言曰冬傷於寒藏于肌膚感春月之温病而始發肌膚者陽明胃經之所主也陽明經中久蓄之熱一旦發出而外達太陽有略惡寒而即發熱者有大熱而全不惡寒者有表未除而裏已先實者有邪久住太陽一經者有從陽明而外達太陽者有從太陽復傳陽明不傳他經者有自三陰傳入胃腑者有從太陽循經徧傳三陰

如冬月傷寒之例者。大率太陽陽明二経。是耶。所據之地。在太陽則寒傷營之症。十不一見。在陽明則譫語發斑衄血畜血發黄脾約等熱証。每每盡見。而凡發表不遠熱之法。適以增温病之困阨耳。况于治太陽経之症。其法度不与冬月相同。蓋春月風傷衛之症。或有之。而寒傷營之症。則無矣。且由陽明而達太陽者多。不盡由太陽而陽明少陽也。似此則温病之分経用藥。比之傷寒。大有不同。而世方屈指云某日某経。某日傳経。已盡。究竟于受病之経。不能摸索。以求良治。所謂一盲而引衆盲。相將入火坑也。寃哉生命。古今誠莫一揆矣。

棠按冬傷于寒寒入太陽必隨見太陽証而即病名曰傷寒不即病者寒邪未入太陽故也比時未入太陽豈有當春木主令之時而反入太陽寒水之臟乎然則經云冬傷于寒春必病溫者何也蓋以冬月為寒邪所傷重陰必陽久而化熱是内已有溫熱之根復感春溫之氣以溫引溫而溫病成矣本來之伏邪由膜原入于足陽明新受之時邪由口鼻入于手太陰故見頭痛惡風寒胸次不寬等証斯時邪在上焦尚中焦與太陽毫無干涉彼俞氏太陽之說以頭疼惡寒屬太陽經証不知手太陰肺主天氣天氣鬱則頭亦疼肺主皮毛而亦主表故

亦惡寒也。總之喻氏雖能闡出寒溫二字。但不免為仲

景傷寒論印定心目耳。

論冬不藏精春必病溫中篇

喻嘉言曰。人身至冬月陽氣潛藏于至陰之中。内经教人

於此時若伏若匿。若已有得。重藏精也。若伏者若抱

雛。蟄蟲不違含息也。若匿者若遁逃隱避。不露踪迹

也。若已有得者。韜光匿采。絕無夸耀也。此何如鄭重耶。

故謂冬不藏精春必病溫。蓋以精動則關閘開而氣泄。

則風寒得入之矣。關屢開。氣屢泄。則風寒屢入之矣。而

腎主閉藏者。因是認賊作子。賊亦無門可出。彌甚相安。

及至春月地氣上升肝木用事肝主疏泄木主風于是吸引腎邪勃勃內動而發其冤實矣然邪入既深不能遽出但覺憒憒無奈其發熱也全在骨髓之間自覺熱極而扪之反不烙手任行表散汗出而邪不出徒傷津液以取危困其候比之冬傷于寒一例則倍重矣始先用藥深入腎中領邪外出曷取仲景少陰傷寒之例未嘗以己意混入一字也引例如左

少陰病始得之反發熱脉沉者麻黄附子細辛湯主之　仲景原文

少陰病得之二三日麻黄附子甘草湯微發汗以二三日

名裏證。吐、利、煩、躁、脈、微、故禁發汗也。仲景原文。

病發熱頭疼，脈反沉，若不瘥，身体疼痛，當救其裏，宜四逆湯。仲景原文。

案按：冬不藏精之證，古未有發明者，有之自喻嘉言始。其論證至精至細，實能明經意曲曲道出，惜乎立方一一求合仲景傷寒，不免張冠李戴，不知少陰溫病與太陽少陰兩感傷寒雖同是少陰經病，而一寒一溫，正如同床異夢，後人似而裁之，不可泥其方也。

論冬傷於寒又兼冬不藏精春月同時發病下篇

喻嘉言曰冬既傷於寒冬又不藏精至春月兩邪同發則
冬傷于寒者太陽分受邪太陽膀胱經主之冬不藏精者少陰
分受邪少陰腎經主之與兩感傷寒證中一日太陽受之
即與少陰俱病則頭痛口乾煩滿而渴之例纖毫不差但
傷寒自外入內轉入轉深故三日傳盡六經溫病自內達外既
從太陽之戶牖而出勢不能徧傳他經表裏只在此二經者
為恒也若更挾外邪從太陽少陰經中二日傳陽明太陰
三日傳少陽厥陰則臟腑之邪交熾不俟六日即死矣蓋太
陽少陰邪發之日正已先傷外邪復入正氣又傷即與再
傳無矣臟腑之氣幾何絕無可供三傳之理也但既是

温病。表裏積、並重復感受外邪者。十中無一。所以温病兩感之例。原有可生之理。昌治金鑑一則。先以麻黄附子細辛湯汗之。次以附子瀉心湯下之。兩劑而愈。今人見煩熱枯燥之證。而不敢用附子者。蓋謂其以熱助熱也。孰知不藏精之人。腎中陽氣不鼓。精液不得上升。故枯燥外見。纔用附子助陽。則陰氣上交于陽位。如釜底加火。則釜中之氣水上騰。而潤澤有立至者矣。

宗按。冬不藏精例內。即有冬傷于寒。寓乎其中。喻氏另分一例。殊誤。豈以冬傷于寒屬太陽。冬不藏精屬少陰。不知冬不藏精。寒邪傷于骨髓。骨髓屬少陰腎經邪入至深不能即發必待春月化熱而後發誠有然矣盖冬傷于寒寒入太陽太陽主表隨感而發斷不能遲至春月而後發今冬傷于寒至春病溫者必寒邪未入太陽也喻氏未理会及此故割裂經文另作一例故曰少陰溫病与兩感傷寒無異至謂枯燥外見用附子助陽則陰氣上交于陽位以釜底加火釜中氣水上騰譬之不知釜中水多氣可上騰釜中水少其涸也可立而待也況少陰傷寒是陰邪冰伏如釜中水凍自當加火少陰溫病是陽邪內伏如釜中水熱再加之火水有不內涸者乎即寓意草中治金鑑

一條○明將傷寒指爲温病○所以温散温下有功也○豈可舉以爲例哉○

温病合编卷首終

温病合编卷一

漣東石壽棠芾南编次　男宗慶漢丞校字

温病總綱

風温者，初春陽氣始開，厥陰行令，風夹温也。温熱者，春末夏初，陽氣甚張，温盛為熱也。温疫者，温盛為疫，乃濕土中鬱蒸之氣，多由穢濁，家傳戶染，若役使然也。温毒者，諸温夹毒，穢濁太甚也。暑温者，乃暑濕交混黏膩之邪，而偏于熱者也。濕温者，乃暑濕交混黏膩之邪，而偏于温者也。秋燥者，秋金清燥之氣也。冬温者，冬應寒而反温，陽不潜藏，民病温也。温瘧者，陰氣先傷，又因于暑陽氣獨發也。

風温大綱

仲景曰：發汗已，身灼熱者，名曰風温。風温為病，脉陰陽俱浮，自汗出，身重，多眠睡，鼻息必鼾，語言難出。若被下者，小便不利，直視失溲；若被火者，微發黃色，劇則如驚癇，時瘈瘲也。一逆尚引日，再逆促命期。指誤治言

喻嘉言曰：觀仲景謂發汗已，身灼熱一語，明明始先熱主骨髓，發汗已，然後透出肌表也。其病責在少陰腎經。腎以膀胱為腑，被下則膀胱之陰益虧，而直視失溲者，腎經不上榮，腎氣欲外奪也。被火則陰愈虧，而邪愈無

初入血分，甘涼藥慎勿太過

劇甚則為驚癇狀，而時瘈瘲也。邵新甫曰：風為天之陽氣，溫乃化熱之邪，兩陽相灼，先傷上焦，種種變幻，不外手三陰為病藪。棠按：三子之言，皆以風溫為陽邪，最易傷陰，大忌辛溫發散，苦寒攻下，劫爍津液。初起形脹汗出，身熱咳嗽，必然並見。當與辛涼輕劑清解為先，重劑則過病所。化燥之際，當審其在氣分、在血分。在氣分則肺氣不得舒轉，周行氣阻，身痛脘悶不飢，邪欲結痹，宜微苦以清降，微辛以宣通。在血分則熱伏傷陰，日輕夜重，煩擾不寐，宜與甘涼養陰，仍須佐以疏達，俾邪有出路為是。若被苦寒沉降，損傷胃口，陽明頓失循序

之職又有復脉建中之類以治之風温咳嗽雖係小病常見誤用辛温發汗銷爍肺液驟變則為痙厥緩變則為虛勞學者宜加意焉

温熱大綱

温熱病當主河間三焦治法初起邪自口鼻而入先干於肺肺主周身之氣氣窒不化忽然頭痛身痛微惡寒温邪内鬱必直見煩燥口渴脉息動數或兩寸獨大尺實熱午後熱甚更有病邪在上大便瀉稀黄水肺與大腸表裏相應亦由熱迫下注耳宜用辛涼輕劑解肌輕揚爲上如銀翹散去銀菔之類最忌辛温發汗

致傷津液亦忌陰柔滋膩阻塞氣機不得開泄反致浣閉内陷若脉浮洪惡熱舌黄面赤大渴大汗此邪在肺經氣分欲出表而未遂也宜辛涼重劑逐其邪熱保其津液白虎湯主之若舌微黄寸脉盛心煩懊憹起卧不安欲嘔不得無中焦証此邪在上焦膈中也在上者因而越之宜梔子豉湯快涌膈中之熱 若舌絳而乾口不渴此熱入營分也傷及神識昏迷瘈瘲瘡血此邪入包絡也語之内閉乃温邪鬱蒸無形無質用藥徒攻腸胃不當隔靴搔癢欲宣竅閉必藉芳香牛黄至寶紫雪通神明之竅驅熱痰之結並陰虧液耗者必佐清宮滑

利之品如芦根、竹葉、川貝、竹瀝、姜汁、鮮生地之類，以滋陰液，以理溫邪，可冀百中圖一。此上焦肺與心包治法也。最忌一派寒涼遏邪，內陷是邪閉而藥又閉之矣。更有邪在上焦，未入胃腑，醫誤下之，餘邪陷入而成結胸之症，小陷胸湯主之。又有上焦未清，邪入中焦，胃腑大熱大渴，脈不浮而躁，舌胎焦黃，胸前拒按，陽明燥土直發，腎水不下，則陰液立見消亡，下則引上焦餘邪陷入而為結胸，承氣合陷胸湯治之。若脈沉數有力，甚則脈伏，及小而實者，乃病純在裏，大承氣湯主之。若發斑疹，則以透達清化為主，有裏邪者，清透之中仍佐攻下銀翹犀角合承氣主之此中焦陽明胃腑並上焦治法也若邪入下焦口乾舌燥甚則齒黑唇裂脉實胸滿者仍当下之更有熱伏少陰暮熱早涼熱傷厥陰神昏痙厥又以甘涼育陰加以介屬潛陽且蠕動之物能入络搜邪此定風珠之類此下焦肝腎治法也对証施治因時变通是又存乎司命者矣

温疫大綱

温疫非風非寒非暑非濕乃天地间别有一種屬氣有天受有傳染皆從口鼻吸入蓋口鼻之氣通乎天氣本氣充滿邪不能入本氣適逢虧欠呼吸之间外邪

因而乘之口為脾竅邪入必干脾胃故每見嘔惡滿悶鼻為肺竅邪入必干肺故每見頭痛惡寒而肺胃交關之所乃表裏之分界故吴又可曰疫邪所客外不在經絡內不在臟腑舍于夾脊之內去表不遠附近于胃是為半表半裏即針經所謂膜原是也故疫邪萌動脊背先覺驚惕每以氣色舌脈神五者驗之則無差矣溫疫氣多屍味色多垢膩脈多模糊神多煩躁而第一以舌胎為明証初起舌胎滿布厚如積粉此邪在膜原之的候此時頭痛惡寒甚則四肢厥逆此格陽于內不及于表之象迨一日之後陽氣漸積鬱極

通則厥回而中外皆熱至是但熱而不惡寒此際應有汗
而或反無汗者存乎邪結之輕重也即使有汗乃肌表
之汗若外感在經之邪一汗而解今半表半裏疫邪
深伏所有之汗止得衛氣漸通熱亦暫減逾時復熱
日晡熱甚必得裏邪一通始得正汗而解治溫疫初
起證痛惡寒以疏利為主佐以解肌導邪達原飲加
豆豉滑石木通嘔惡滿悶以疏利為主佐以逐穢神朮
散加人中黃二方皆能使伏邪潰散速離膜原一離膜
原便看傳變傳頭有九要認定三焦審邪之所在辨
清表裏識邪之淺深待表無輕待裏無重表證罷

多以斑疹汗為大裏証雖多以胸腹滿痛為大傳
表热辛凉透毒傳裏热攻下逐邪至傳变日期又不
拘遲速總以舌苔為權衡舌赤如硃乃邪入營之確
証舌苔黃燥乃邪傳胃之鐵憑入營則神躁暮昏上
受熾邪逆走膻中辛凉芳香清達血絡以防内閉
傳胃則胸滿拒按膜原疫邪下傳胃腑急用攻下以
防臟結司命者知温邪最易傷陰能審邪
陰分于互膜原時不用辛温發散傷陰之害時而
用逐氣攻下俾病人陰液不至銷亡此係是照顧陰
分不是要用大隊陰藥滋膩其邪也若邪傳下焦則又

非養陰熱托不克矣。

温毒大綱

温毒即温疫之穢濁最重者也。中物物死，中人人傷。實見飢饉兵荒之歲，疫氣盛行，大率春夏之交爲甚。蓋温熱暑濕之氣交結互蒸，人在其中，無隙可避。第凡露處之區，蛇龍之窟，監獄之内，乱塚之旁，燔柴掩席，委壑投崖，病氣屍氣，種種惡穢，上混蒼天清浄之氣，下敗水土物產之氣，人受之者，親上親下，病從其類。如世俗所稱大頭温者，頭面腮頤腫如瓜瓠是也；所稱蝦蟆温者，喉痹失音，頸筋脹痛是也；所謂瓜瓤温者，胸高脇起嘔汁或血是也。所稱疙瘩温者，遍身紅腫，發塊如瘤是也。
所稱絞腸温者，腹痛乾嘔，水泄不通是也。所稱軟腳温
者，便清泄白，足重難移是也。考仲景平脈篇云：寸口脈
陰陽俱緊者，法當清邪中於上焦，濁邪中于下焦。清邪中
上，名曰潔也；濁邪中下，名曰渾也。陰中于邪，必內慄也。篇中
大意謂人之鼻氣通于天，故陽中霧露之邪為清邪，
從鼻息而上入于陽，入則頭腫項強頸攣，正與俗稱大
頭温、蝦蟆温之說符也。人之口氣通于地，故陰中水土之邪
為飲食濁味，從口舌而下入于陰，入則其人必先內慄，足膝
逆冷，便溺妄出，清便下重，臍腹急痛，正與俗稱絞腸温

軟脚温之說符也然從鼻從口所入之邪必先注中焦以次分佈上下故中焦受邪則胃中穢濁營衛不通血凝不流其釀爲斑見中焦證正与俗稱瓜瓤温疙瘩温之類是也此三焦定位之邪也若三焦邪閧爲一上行極而下下行極而上聲嗢咽塞口爛齗食又復下血如豚肝然營衛漸通猶非危候若上焦之陽下焦之陰兩不相接則脾氣于中難于獨運斯五液注下下焦不閤而命難全矣治法于未病之前不受飢餓煩勞以充實其本氣則邪不能入矣若邪既入急以逐穢爲第一義上焦如霧升而逐之兼以解毒中焦如漚疏而逐之兼以解毒下焦如瀆決

而逆之，更以解毒，營衛既通，乘勢追拔，勿使潛滋。方詳于後。

暑溫伏暑大綱

暑兼濕熱二氣，偏于暑之熱者為暑溫，若純熱不兼濕者，仍歸溫熱例，不得混入暑也。暑何以必兼濕？蓋天之暑熱一動，地之濕濁自騰，人在蒸淫熱迫之中，正氣設或有隙，則邪從口鼻吸入，先傷手太陰。初起舌胎白滑，頭痛身痛，發熱惡寒，形似傷寒，但暑溫先發熱而惡寒，蓋火盛克金，肺性本寒，而復惡寒也。右脈獨洪大而數，甚則芤，以右手主上焦氣分，且火克金也，非若傷寒之脈左手獨大也。而且口渴面赤，汗大出，與傷寒迥別。

此當時為病者也不即病者其邪內舍于骨髓外舍于分肉之
間蓋氣虛不能傳送暑邪外出必待秋涼金氣收相搏暑無
所藏而後出也其有氣虛甚者雖金風不能擊之使出必
待深秋大涼初冬微寒相逼而出名曰伏暑初起頭痛舌
白微惡寒有似傷寒而面赤煩渴則非傷寒矣脉濡
而數更非傷寒矣蓋寒脉緊風脉緩暑脉濡濡即離
中虛火之象也緊即坎中滿水之象也火之性熱水之性
寒象各不同性則迥異而且口舌必膩脘痞氣塞渴悶
煩冤午後則甚入暮更劇熱至天明得汗則諸恙稍
緩而胸腹之熱不除日日如是必要兩三候外日減日減方

得全鮮。倘如元氣不支，調理非法，不治者甚多。是痢比之傷寒，其勢覺緩；比之瘧疾，寒熱又不分明。若表之，汗不易徹；攻之，便易滯。泄過清則肢冷嘔惡，過燥則唇齒燥裂。者多秋末最多是證。求之古訓，不載者多。獨己往編名之曰秋時晚發感證，似瘧，總當以感證之法治之。要知伏氣為病，四時皆有。但風寒之邪，一汗而解；溫熱之邪，投涼即安。獨暑與濕為薰蒸粘膩之邪，最難驟愈。若治不中竅，暑熱從陽上蒸而傷陰化燥，濕邪從陰下沉而傷陽變濁，以致神昏耳聾，舌乾齦血，脘痞嘔惡，洞泄肢冷，棘手之證叢生，竟至潰

耿莫敍美惟葉氏宗河间三焦論治認明暑濕二氣
何者爲重尋究其病寓在氣分營分在氣分脈浮
洪而舌白在血分脈沉數而舌赤大凡六氣傷人因人而
化陰虛者火旺邪歸營分居多陽虛者濕勝邪歸氣
分居多一則耐清一則耐溫臟性之陰陽從而知矣于是
在上焦者無汗治以辛溫香薷飲主之有汗治以辛涼
銀翹散主之大渴大汗脈洪惡熱治以辛涼重劑白虎
湯主之在中焦以苦辛宣通如半夏瀉心湯之類在
下焦以溫行寒性質重開下如桂苓甘露飲之類此
治三焦大意也至于治氣分有寒溫之別寒者宗白虎

法及天水散意温者從二陳湯及正氣散意理營分知清補之宜清者如犀角地黄加入心之品補者有三才復脉等方又如湿熱沉混之蒼朮石膏湯氣血兩燔之玉女煎開閉逐穢与牛黄及至寶紫雪扶虛益損進參附及兩儀諸法隨其変幻審其陰陽神而明之存乎其人也

湿温大綱

湿温者偏于暑之湿者也湿中有熱熱中有湿氤氲黏膩故其証最多最難分析其间反復変遷不可窮極總要認定三焦並氣分血分陰分陽分湿熱二氣偏多偏少方可論治初起頭痛惡寒身重疼痛有似傷寒

脉弦濡則非傷寒矣且湿温着于經絡身重身痛倍常腿足更覺痠痛亦非傷寒矣舌白不渴面色淡黄又非傷暑着之偏于火者矣胸悶不飢湿閉清陽道路也午後身熱狀若陰虛者陰邪旺于陰分也自長夏而来暑湿温三氣雜感半陰半陽其性氤氳黏膩非若寒邪之一汗即解温熱之一涼即退也世有誤認頭痛惡寒身重疼痛以為傷寒而汗之汗傷心陽湿隨辛温發散之藥蒸騰上逆內蒙心竅則神昏上蒙清竅則耳聾目瞑不言見其中滿不飢以為停滯而消之下之誤下傷陰而重抑脾陽之升脾氣轉陷湿邪乘勢

内潰則洞泄見其于外身熱以爲陰虛而用柔藥润
之濕爲膠滯陰邪再加柔润陰藥二陰相合同氣
相求遂有錮結而不可解之勢治濕病在上焦以輕開
肺氣爲主蓋肺主一身之氣氣化則濕亦化矣濕氣
彌漫本無形質以重濁滋味之藥治之愈治愈壞
宜三仁湯主之此即啓上閘開支河導水勢下行之理
也濕溫在上焦若中陽不虛者必始終在上焦不致内
陷若中陽本虛或誤傷于藥其勢必内陷首蛾裹
目如蒙神識昏沉因此與熱邪直入心包譫語神昏有間
但邪已内陷不能還表宜用苦降辛通以治裏治如

瀉心湯之類。甚至神識昏迷，小便不通，宜用芳香利竅，佐以利濕分消，如至寶丹、五苓散之類。若脾陽不建，常有上焦未清，即陷中焦，並入下焦，是為三焦受邪。升降失司，脘悶腹脹，或大便不爽，或大便溏泄，或邪阻氣分，而舌胎白滑，或邪漸化熱，而舌胎黃滑，或脾胃兩傷，上嘔下瀉。治法以中焦為扼要，兼治上下，隨加減正氣 半夏瀉心湯、黃芩滑石湯之類。亦猶窪下濕地，必得烈日以晒之，或用剛土以培之，或開溝渠以泄之。總之，未化燥時，宜苦辛溫；既化燥時，宜苦辛寒，皆以淡滲佐之，或加風藥燥之。彼甘酸膩濁之品，在所不用。

善治者，使肺金清肅之氣下降，膀胱之氣通調，脾胃之氣無阻無滯，則善矣。否必失治，則腫脹、黃疸、泄瀉、淋閉、痰飲、濕痹、水氣、咳嗽、瘧痢、衄血、便血、疝氣、痔瘡、癰膿等證蜂起矣，可不謹哉。

寒濕 載寒濕，所以互證濕溫也。

寒濕傷陽，形寒脈緩，舌白滑不渴，經絡拘束，全係寒證，所以為寒濕也。夫濕為重濁之邪，有從外受者，有從內受者，有內外相合者。從外受者，皆由地中之氣升騰，雖云霧露雨濕，上先受之，地中潮濕，下先受之，然霧露雨濕亦必由地氣上升而致，其傷人也，或從上，或從下或遍體皆受，此外感濕邪，着于肌軀，治法原宜表散，但不可大汗耳。更當察其為證，為風者散之，為寒者佐以辛溫，為熱者佐以清涼。此言外受之濕也。若其人飲食不節，脾家有濕，脾主肌肉四肢，則外感肌軀之濕，或由經絡而臟腑，或由肺而脾胃，此自外而內之濕也。亦有外不受濕，而但濕從內生者，總宜辨其人之體質陰陽，為受病之原，斯可以知寒熱虛實之治。若其人色蒼赤而瘦，肌肉堅結者，此木火之質，其體屬陽，外感濕邪必易于化熱，若內生濕邪，多因膏粱酒醴，必患濕熱、濕火之證。若其人色白而肥，肌肉柔脆者，此金水之質，其體屬陰多因茶湯瓜菓生冷太過必患寒濕之証內外相合者其人脾胃素有濕邪客邪既從表入伏邪又從內發也凡此皆要認定三焦主治上焦與肺合肺主氣肺病濕則氣不得化有霧露之象向之火制金者今反水克火矣故肺病而心亦病也一以開肺氣救心陽爲主佐以淡滲之藥中焦與脾胃合有寒濕有濕熱有傷脾胃之陽有傷脾胃之陰傷脾陽則中焦不運胸次痞滿傳下則洞泄腹痛傷胃陽則嘔逆不食脘脹胸痛兩傷脾胃既有脾証又有胃証也其傷脾胃之陰若何蓋濕鬱陽氣久而生熱熱必傷陰古稱濕火

是也傷脾陰則舌先厭滑而後反黄燥大便堅結傷胃陰則口渴不飢濕爲陰邪其傷人之陽也得理之正故十常八九其傷人之陰也乃勢之變故十止二三治濕者須審其在何經何臟兼寒兼熱氣分血分而出辛涼辛溫甘溫苦溫淡滲苦滲之治庶所投必效若上中不治延及下焦與少陰癸水合邪水旺一分正水反虧一分夫腎之真水生于一陽坎中滿也故治少陰濕一以護腎陽使能生土爲主腎與膀胱爲夫妻泄膀胱亦所以安腎陽也脾爲腎之上游升脾陽亦所以使水不没腎中真陽也其病厥陰者奈何蓋水能生木水太過木不能生木

無生氣自失其疏泄之性即內經所謂風濕交爭風不勝濕之意治之者必復其風木之性使能疏泄而已矣如小柴胡敗毒散逍遙散之類非臨證審而用之不可也

秋燥大綱

經謂陽明司天燥淫所勝民病善嘔心脅痛不能轉側治以苦溫內經治燥之正法也蓋以燥氣寒化乃燥之正本論多類及于寒濕伏暑門中如腹痛嘔吐之類此因寒而化之燥也當以辛潤治之若熱化之燥乃乾燥不通之疾內傷外感宜分外感者由于天時風熱過勝或因深秋偏亢之邪始必傷上焦手太陰氣分右脈

數大或熱或咳燥氣化火清竅不利如耳鳴目赤齦腫咽痛之類其法始用辛涼桑杏湯是也繼用甘涼救肺胃之陰喻氏清燥救肺湯葉氏用玉竹麥冬沙參桑葉梨皮之類及炙甘草湯諸法內傷者乃人之本病精血下奪而成或因偏餌燥藥所致病從下焦陰分先起其法以純陰靜藥柔養肝腎為宜大補地黃丸六味丸之類是也要知是証大忌者苦濇最喜者甘柔上燥者津液結而為患治氣為主必佐辛潤流通之氣味下燥者精血結而為患治血為主必藉血肉之滋填在表佐風藥而成功在臟腑以緩通為急務若氣分失治

則延及血分，下病失治，則禍及手上，喘咳痿厥三消噎膈之萌，總由乎此。古之滋燥養榮湯、潤腸丸、五仁湯、瓊玉膏、一炁丹、牛羊乳汁等法，各有專司也。

冬温大綱 与温熱大綱參看

朱肱《活人書》曰：冬應寒而反大温，折之責邪在腎，宜萎蕤湯。丹溪朱彥脩曰：冬温為非其時有其氣也。冬時嚴寒，當君子閉藏，而反發泄于外，專用補藥帶表藥。吴又可曰：温乃天地中和之氣，當嚴冬肅殺之令，權施仁政，未有因仁政而反蒙其害者，窃嘗疑之。今時未嘗温煖，亦有温病，乃伏邪所發，多有安居靜養，別無他故，倏焉而病，求其感受之由且不自覺，故立論者以冬時非節之煖牽合爲言，實無確據。棠按又可所言乃天地之厲氣，所謂溫疫者也，當以疫法治之。活人丹溪所言，蓋謂人身至冬月陽氣潛藏于至陰之中，若煩勞過甚，多不藏精，腎氣虛而失閉藏之職，溫邪吸入，直伏少陰，即喻嘉言所謂兩感溫病是也。至若冬月正傷寒之兩感，傷寒與兩感溫病迥異，學者所當辨于其早，辨于其微也已。

溫瘧大綱

瘧無寒熱如期而發，餘時脈靜身涼，此常瘧也。若寒熱往来或一日二三次或一次而無定時疫初起多有之盖因邪氣盤踞膜原欲出表而不能透達欲入裏而未及傳変故見半表半裏証設傳胃者必現裏証舌胎必聚名為温瘧以疫法治者生以瘧法治者死夫瘧不傳胃惟疫乃傳胃傳胃現裏証此下証也下後裏証除寒熱獨存者是温疫減而瘧証在也瘧邪未去者宜疎邪去而瘧勢在者宜截瘧勢在而挟虚者宜補疎以清脾飲截以不二飲補以六君子対証下藥臨時裁酌直瘧者瘧疾二三發或七八發忽然晝夜發熱煩渴不悪寒舌上胎刺心腹痞滿飲食不進邪傳胃腑下証漸

具此温疫著瘧疾隱也以疫法治之更有暑温湿温兼
瘧者最難施治夫暑温湿温時三氣雜感与瘧合病者
乃風寒暑温湿五氣雜感瘧來時煩熱加重餘時亦不
退熱其証半陰半陽最為纏綿故宜清宜下之証少宜
宣利之証多其法或用辛温兼辛涼法如達原飲加柴
胡或用苦辛温法如厚朴草菓湯或用辛寒複辛
温法如白虎加桂枝湯蒼朮白虎加草菓方或用苦
辛寒兼鹹法如草菓知母湯或用苦辛温複寒鹹
寒法如加減人參瀉心湯之類總要認定三焦隨証
施治不可執一也轉瘧者温疫下後脈靜身涼或間日

或每日寒熱復作有常期者此温疫解而瘧邪未盡也夫瘧每疫者重而瘦者瘧者輕蓋以汗下後邪氣已衰正氣来復邪正相爭故在先陽氣獨亢有熱無寒者令則以陰液漸回而寒熱相爭矣在先邪氣偏勝晝夜燎熱無止時者令則邪氣漸退正氣漸復而寒熱發作有時矣治法以養正爲主祛邪佐之小柴胡湯炙甘草湯柴胡四物湯參胡三白湯量餘邪之盛衰視陰陽之盈虧酌而用之再按疫与瘧彷彿疫邪發于膜原瘧邪亦横連膜原其受邪之處於同故温疫初起用達原飲瘧症初起用清脾飲藥品亦多相類

欲辨疫與病〻之分，在乎傳胃不傳胃。辨之而傳胃不傳胃，又在舌苔之聚與不聚、神智清與不清，辨之斯無惑矣。

寒疫論

世多言寒疫，無究其病狀，則惡寒壯熱、頭痛骨節煩疼，雖發熱而不甚渴，時行則里巷之中病俱相類。若役使無常，非若溫病之不甚頭痛、骨痛而渴甚，故名寒疫。蓋六氣寒水司天在泉，或五運寒水太過之歲，或六氣加臨之客氣為寒水，不論四時，或有是證。其未化熱而惡寒之時，則用辛溫解肌；既化熱之後，如風溫證，無則用辛涼透達，無二理也。

徵衡曰寒疫頗類傷寒但脈不甚緊亦不數而緩
間亦有口渴便秘耳聾無

辨明傷寒溫疫

吳又可曰傷寒與時疫有霄壤之隔傷寒必有感冒之
因或臨風脫衣或當檐出浴當覺肌肉粟起既而頭痛
身痛發熱惡寒脈浮緊無汗為傷寒浮緩有汗為
傷風時疫初起原無感冒之因忽覺凜凜以後但熱
而不惡寒亦有微惡寒然傷寒自毫毛而入時疫自
口鼻而入傷寒邪感在經自表入裏感發甚暴時
疫感邪在內自裏出表多有淹纏二三日漸次加重

或淹纏五六日忽然加重傷寒不傳染于人時疫能傳染于人傷寒以發表爲主時疫以疏利爲主傷寒汗解在前時疫汗解在後傷寒投劑可以立汗時疫汗解俟其內潰汗出自然不可以期傷寒解以發汗時疫解以戰汗傷寒發斑則病篤時疫發斑則病衰亦有發斑而病篤者總視其邪之重輕耳傷寒由表傳裏一層深入一層時疫有表裏分傳一證一半向外傳則邪留于肌肉一半向內傳則邪留于胃腑邪留于胃故裏氣結裏氣結表氣因而不通于是肌肉之邪不能即達于肌表下後裏氣一通表氣自達其鬱

自毫毛數句宜横看

于肌肉之邪自能發于肌表或斑或汗然後脫然而愈傷寒下後無有此法此皆時疫異于傷寒者也其有同者惟傷寒時疫皆傳陽明胃腑俱用承氣湯總以驅邪為功耳

辨溫病與風寒異受

戴麐郊曰風寒從表入裏自毫毛而肌肉而筋脉而胸膈而腸胃一層漸深一層不能越此而入彼故汗不厭早下不厭遲治法淺深毫不可紊以其氣屬寒一層收斂一層必待寒化為熱邪斂于内方可攻下否則邪未入裏誤下虛其裏氣反引表邪内陷而成結胸痞

温病數句宜監看

利詳陰証也温病從口鼻而入直傳中道流布三焦更有九傳其傳自裏出表雖出表而裏未必全無邪留經過之半表未必全無邪干于經下不厭早汗不厭遲治法淺深必不可拘以其氣屬鬱熱鬱熱從作蒸而此蒸必帶根熱當其未出表時强欲温表在始則引毒熱成燎原之勢爲斑衄狂喘諸凶在末則傷真陰爲枯槁昏沈厥逆諸危也

一辨氣　戴麐郊温疫五辨剖析精詳補昊又可所未備司命者細心體之不至誤認矣

風寒氣從外收斂入内病無臭氣觸人間有作臭氣者必待轉陽明腑証之時亦只作腐氣不作屍氣瘟疫

氣從中蒸達于外氣血津液逢蒸而敗病所有臭氣觸人且專作屍氣不作腐氣夫五行各有臭氣木臊金腥心焦脾香腎腐以臭得其正皆可指而名之若溫疫乃天地之雜氣非臊非腥非焦非腐其觸人不可名狀試察廁間糞氣與凶地屍氣自然判矣辨其為溫疫之氣而于諸表證不得誤用麻桂辛溫發散于諸裏證當清當下者亦不得遲迴瞻顧矣

二辨色

風寒主收斂斂則急面色多繃急而光潔溫疫主蒸散散則緩面色多鬆緩而垢晦人受蒸氣則津液上溢

於面色多垢滯或如油膩然之可憎辨其為溫疫之
色頭身痛發熱止宜辛平解肌不宜遽用麻桂辛
溫發汗一見舌苔黃燥煩渴胸膈痞滿即宜攻下不
可拘于下不厭遲之說

三辨舌

風寒在表初起舌上無苔即有白苔亦薄而滑漸次
傳裏方由白而黃由黃而燥由燥而黑溫疫一見頭痛
背熱舌上即有白苔且厚而不滑或色兼淡黃或粗
如積粉若傳胃腑則黃而燥又有白苔即燥名白砂
苔一名水晶苔乃自白苔之時津液乾燥邪雖入胃不

能舌黄宜急下之佐以養陰又有舌絳無苔而乾燥者此血液耗竭之候此證最重急宜養陰並透達其邪邪一外達津回苔生則生矣亦有邪在氣分用藥過涼遏邪深入舌不現苔甚有愈清愈燥者不可不知别有暑濕濕溫之證舌苔白滑黄滑灰滑或白膩黄膩灰膩甚有至黑而不燥者以其夹濕故也若濕氣已化熱氣獨存則舌苔有轉爲黄燥乃下證矣此證審之

四辨神

風寒之邪傷人令人必知所苦而神自清如頭痛寒熱之類皆自知之至傳裏入胃始神昏譫語溫疫伏邪內發

令人不知所苦大概煩燥居多及問其所苦則不自知不可名言即間有神清而能自主者亦多夢寐不安閉目即有所見有所見即譫妄之根緣溫疫為天地邪氣中人人病中物物傷故其氣專昏人神智也

五 辨脈

溫疫之脈傳變後與風寒頗同初起時與風寒迥別風寒從皮毛入一二日脈多浮或兼緊兼緩而皆浮迨傳入裏始不見浮脈其至數亦清楚而不模糊溫疫從膜原中道而發自裏出表一二日脈多沉迨自裏出表脈始不沉乃不浮不沉而數其至數則模糊而不清楚

其有初起脈沉遲者切勿作陰寒斷沉者邪在裏也遲者邪在陰分也脈象同于陰寒而氣色舌苔神情自不同于陰寒又有服陰柔寒藥過度而脈為藥遏伏者不可不知又或數而無力亦勿作虛視緣熱蒸氣散脈不鼓指也但當解熱不宜補氣受病之因有不同故同脈而異斷也

增補吳又可論疫有九傳證治

疫有九傳者謂病人各得其一非一人病有九傳也然傳雖有九總以表裏二字為權衡上中下三焦為部位蓋邪氣一離膜原即當察其傳變有但表不裏

者有但裏不表者有表而再表者有裏而再裏者有表裏分傳者有表勝于裏者有裏勝于表者有先表後裏者有先裏後表者傳表者轉傳裏者重傳表者或發斑疹或戰汗狂汗自汗盜汗傳裏者胸膈痞悶心下脹滿或腹中痛或結糞便秘或熱結旁流或協熱下利或嘔吐惡心譫語舌苔黃糞黑剌等証因證而知變因證而施治斯得之矣

所謂但表不裏者其証頭痛身痛發熱而復凜凜內無胸滿腹脹等証穀食不絕不煩不渴此邪在上焦由肌表而外傳或自斑消或自汗解斑則有斑疹桃花斑紫雲

斑之辨汗則有自汗盜汗狂汗戰汗之分初起宜辛涼解肌發疹宜銀翹散加涼血之品發斑宜化斑湯加透達藥消斑青黛飲犀角地黃湯犀角大青湯汗多大渴脈浮洪者宜白虎湯狂汗戰汗正出時不可與藥聽其汗徹再觀脈證若汗後脈靜身涼舌苔退淨則霍然愈矣

所謂表而再表者所發未盡膜原仍有隱匿之邪病愈三五日後依然頭痛發熱脈洪而數及其解也斑出仍斑汗出仍汗依前但表不裏法治之

所謂裏而再裏者凡裏證下後脈要浮緩苔要退淨浮

者邪出表也緩其胃氣和也若退淨其害邪清也必不復聚蓋脈不浮或浮而數若未退淨雖結糞已解胸腹不脹煩渴減身熱退越四五日復發熱胸腹又脹滿此非關飲食勞復乃膜原餘邪隱匿因而復發此必然之理不知其所歸咎于病人誤也此時脈沉小而實宜再下之但當少與慎勿過劑以邪氣微也蓋脈微細按之蓋無其此正衰邪盛也正不勝邪莫能自主恐不知所苦反自云無病而神智驚惶目多環視絕語已見難于施治恨大劑養陰候脈息有神再用護胃承氣微下之大劑養陰醫其于此切勿孟浪最怕昏沉不省

人事。汗出不收。牙關緊閉。則頃刻而亡矣。

所謂表裏分傳者。膜原之邪。一半向外傳。則邪留于肌肉。一半向裏傳。則邪入于胃家。既有裏證。復有表證。治法務宜先通其外。此邪中上焦並中焦也。初起舌上白苔。邪在膜原也。舌根漸黃至中央。乃邪漸入胃。仍宜疏之。怕表證未滑。裏證又急。胸膈脹拒按。宜小陷胸合小承氣下之。以上焦有邪。恐乘虛陷裏而成結胸。故用小陷胸也。若舌苔黃燥。胸膈脹滿。此疫邪已聚于胃。中焦證也。斯時脈必沉數有力。宜大承氣下之。重者用護胃承氣。有斑疹者。合犀角地黃。裏邪一通。表邪自達。下後脈浮者。必得汗解。

所謂表勝于裏者，初起頭痛身痛，惡寒發熱，漸次加重，繼而或斑或疹，而胸腹微覺脹滿，邪有裏証，亦不過急。初起宜辛涼解肌；有斑者，化斑毒；有疹者，清疹毒；兼裏証者，宜小承氣、護胃承氣，但不可過耳，以表證勝也。

所謂裏勝于表者，初起表証皆輕，惟見煩渴嘔惡，胸腹痞悶，咽痛，邪直中中焦，仍兼上焦，宜達原飲或神术散加辛涼解肌；兼裏證急者，舌苔轉黃，可用小陷胸合小承氣下之；兼舌苔黃燥，胸腹脹滿，或大便燥結，或熱結旁流，均宜承氣下之，裏邪一通，表邪乃達。有自能汗解去矣。

所謂先表後裏者，先見頭痛、身痛、惡寒、發熱諸表證，或次發斑疹，然後漸次傳裏，方見下證。此疫邪先中上焦，次傳中焦之證。治法于在表時用辛涼解肌，勿誤用辛溫發汗。汗多、脈浮洪者，宜白虎湯；發斑疹者，宜化斑等湯。迨傳裏時，舌苔黃燥，胸腹痞滿，方可議下，以先表而後裏也。

所謂先裏後表者，先見煩渴嘔惡，胸腹脹滿，甚則滿痛拒按。此疫邪直中中焦，即宜攻下。下後裏邪一通，然後達表，復見發熱而加頭痛、身痛，或發斑疹，大熱大

渴脈浮者白虎湯庶可得汗服後不得汗者因津液耗竭大劑養陰亦能得汗有斑疹者宜清化之劑如犀角地黃湯之類

溫病始手太陰異於傷寒始足太陽

傷寒由經絡而入自下而上始足太陽太陽膀胱屬水寒即水之氣同類相從故病始于此治法以仲景六經為主治溫病由口鼻而入自上而下鼻通肺氣始手太陰太陰金也溫者火之氣風者火之母火未有不克金者故病始于此必從河間三焦定論再寒為陰邪傷寒論中言中風此風從西北方來乃觱發之寒風也最善收引陰盛必

傷陽攻胷逼太陽經中之陽氣而為頭痛身熱等証。温爲陽邪，此論中亦言傷風，此風是東方來乃解凍之温風也，最善攻此陽，盛必傷陰，攻首胷逼太陰經中之陰氣而為咳嗽自汗口渴頭疼身熱尺膚熱等証。陰陽兩太陰門之辨，可瞭然于心目間矣。

手太陰温病見証

太陰之為病，脉不緩不緊而動數，或兩寸獨大，尺膚熱，頭痛微惡寒，身熱口渴，或不渴而咳，午後熱甚者，名曰温病。蓋脉不緩則非太陽中風矣，不緊則非太陽傷寒矣。動數者，風火相煽之象，經謂之燥。兩寸獨大，火克金也尺實熱火反克水也頭痛惡風寒身熱自汗与太陽中風無異最互相混全于脉之動數口渴尺實熱午後熱甚辨之太陽之頭痛太陽之邪循太陽經上至于頭項太陰之頭痛肺主天氣天氣鬱而頭亦痛也且春氣在頭又火炎上也吳文可證浮溢太陽經毋臆說也傷寒之惡寒太陽寒水主表故也溫病之惡寒肺合皮毛而亦主表故也太陽之身熱陽氣爲寒所鬱也太陰之身熱肺主化氣肺病則不能化氣氣鬱則身亦熱也太陽自汗風疏衛也太陰自汗皮毛開也肺亦主衛渴火克金也咳肺氣鬱也午後熱甚濁邪歸

下陰受火克之象也

温病主三焦說

仲景論傷寒主六經由表至裏，河間論熱病主三焦由上至下。凡頭痛身熱惡寒，此表證，屬肺經，肺主皮毛也。多言煩躁讝妄，屬心經，神識昏亂也，此上焦也。舌苔黄厚，胸腹脹滿，屬脾胃，温邪傳裏也，此中焦也。舌絳無苔，舌苔乾黑，腎水枯也；舌捲囊縮，肝血竭也，此下焦也。然河間三焦之說，固為治温病法程，而立方甚簡，不能備用。葉天士宗其法而不用其方，專主芳香逐穢，而藜藿之人多有不效以其人饮食粗犷，凡邪之所着，即借饮食之质以为依附，故有热有结者多，非不下不行也。

温病合编卷一终

温病合編卷二

璉東石壽棠芾南編次　男宗慶漢丞校字

治温病總論

傷寒非汗不解，最喜發汗；傷風非汗不解，最喜解肌；温病亦非汗不解，最忌麻桂辛温發汗，汗傷津液，最喜辛平辛涼，解肌導邪外出。若暑温則又不然，暑非汗不解，宜用香薷發之，汗後亦不可屢虛其表，致令厥脫也。若大汗不止，仍用白虎湯，不比傷寒傷風之漏汗不止，必用桂附護陽實表也。若温濕着于經絡，身痛身熱之候，醫每誤認傷寒而大汗之，遂成邪入心包，神昏

肢逆仲景謂濕家忌汗發汗則病痓人而知所戒矣更
有粗工稍知治濕熱法一遇濕温亦以治濕熱之法治之
疑之誤認温熱爲傷寒者厥罪惟均不知濕温二氣雜
感濁陰瀰漫輕者宣之則愈重者宣之不愈往往用苦温
之品助之似燥而液清清而後愈一爲陽病一爲半陰半
陽病至魯至道難易殊然再按温熱病靈涸其陰竭
陰爲急救愈液亦當以甘涼甘酸濟陰爲法惟平素陽
虛或寒涼過當邪去正衰不扶其陽則氣立孤危故又
以益陽爲急務温温靈傷其陽温陽爲急所愈後
亦當以甘温辛甘扶陽爲法惟病後似燥有当用涼潤

者。又不可拘耳。按温熱屬陽。以陽從陽。故陽明燥土病居多。濕温屬陰。以陰從陰。故太陰濕土病居多。身受濕熱。致各居其半。審其濕熱二氣偏多偏少。則治療不難矣。

温熱直傳少陰證治

經曰。冬不藏精。春必病温。蓋謂冬不藏精之人。或因房勞太過。或因人事辛苦。搖動其精。内外失其固密。在冬則早已損傷腎臟陰氣。陽熱獨盛。所以至春一感微邪。即引内熱。炎炎之勢。不能已矣。其證初起。邪深伏于腎中。不能透出。但覺憒憒無賴。不知所苦。其發熱也。皆從骨髓中蒸而出。自覺熱極。而捫之反不烙手。皮間未熱。而耳輪上下已先熱矣始當之時多重微寒以少陰居北方寒水之位也及至大熱灼肌口燥咽乾而反不作渴以熱邪初動而陰精尚足持之也其後則不惡寒而作渴矣醫者欲知其的候當于舌苔神識脉息驗之其舌絳紅乾燥無苔甚則譫言蹇澀神識倉皇失措反自謂無病其脉息沉濇而至數模糊不清沉數有力者可治沉細無神者難治既識其証當知其治少陰之臟本陰標寒邪入其界非領不出如初起無汗宜于養陰之中加透邪之品如元參生地之類其有有汗而熱甚者當遵仲景治有先後之說審其

表裏孰急隨證治之擇或可活仲景于此證初起一日表裏俱熱者依少陰病得之二三日口燥咽乾之法用大承氣急下之瀉陽救陰若因循失治昏亂煩狂諸熱證見則緩不及事矣俞嘉言亦曰二三日病猶淺便有腎水枯竭之象不急下之將何救耶自利清水色純青心下痛口乾燥者腎中之陽搏水而變青熱之極也心下痛者水氣上逆也水氣上逆而口反乾燥則枯涸有立至矣故當急下大承氣湯主之棠按大承氣中須加養陰之品如龜板生地知母之類俞氏領邪法用桂枝加生地湯清陽瀉火法用桂枝加大黃湯皆有深意而不可不察也

初起亡陰

喻嘉言曰：亡陰一證，在傷寒則邪傳陽明，當下而不下，致津液暗枯；邪傳少陰，當下而又不下，致腎水暗枯，其亡也以漸，尚有急下一法可救。若在不藏精之溫病，則腎水已竭于先，而邪發之日，陰邪必從下走，勢自下利奔迫，是下多尤足亡陰，而又絕無補法可以生陰。金匱云：六腑氣絕于外者，其人惡寒；五臟氣絕于內者，則下利不禁。臟者陰也，陰氣欲絕，詎非亡陰之別名乎。棠按：此證喻氏未立方法，惟吳氏鞠通用鹹寒甘澀法，鎮攝法，如一甲煎、鎮逆湯之類。兼濕溫內陷，亦下利奔迫。

甚則完穀不化湯藥直過不留又當用苦辛溫法辛甘溫中澁法如附子理中湯人參石脂湯之類流支河法如五苓散加寒水石法一為陽證一為陰證不可不察也

溫病忌汗傷津液論

溫病由口鼻而入邪不在足太陽之表故不得傷太陽經也時醫不知而誤發之若其人熱甚血燥不能蒸汗溫邪鬱于肌表血分必發斑疹若其人表疏一發而汗出不止汗為心液誤汗亡陽必致神明昏亂心以陰為体心陰不能濟陽則心陽獨亢必有譫語癲狂內閉外脫之變是誤汗雖曰傷陽而汗乃五液之一又未始不傷

陰也。傷寒論曰：尺脉微者為裏虛，禁汗，其義可見。其曰傷陽者，特舉其傷之重者言之耳。温病最善傷陰，用藥又復傷陰，豈非為賊立幟乎？此古来用傷寒法治温病之大錯也。喻嘉言曰：温病發汗之法，時用解肌，蓋久伏之邪，一解肌則自散矣。大汗而重傷津液，反發起矣。即表藥中敗毒散、參蘇飲，亦止可用于春初未熱之候，惡寒無汗之人，而况于麻桂之辛熱乎？又按仲景治温病，凡用表法，惡寒無汗，用桂枝湯以示微發于不發之意也；凡用下法，法用大承氣湯，以示急下無所疑之意也。不知者鮮不以為表無所輕寡無所重殊大不然蓋表裏無可軒輊所以然者祇慮熱邪久據陽明胃中津液先傷故當汗而惟恐過于汗反重傷其津液當下而惟恐不急于下以亟存其津液也又按少陰病强汗則小便必難慣下則小便不利直視失溲可見暗以膀胱為腑臟病而腑未有不病臟傷則腑先告竭也傷寒證中云直視讝語循衣撮空小便利者其人可治則是少陰之臟氣絶與不絶全于小便之利與不利窺覘其中藏孰詒測彼之下泉非回枯澤槁之善物哉

温病急下存津液論

温病可下者約三十餘證不必悉具但見脉息沈實舌黄心

腹痞滿便當下之大凡客邪貴乎早逐乘人氣血未亂肌肉未消津液未耗病人不至危殆投劑不至掣肘愈後亦易平復欲為萬全之策者不過知邪之所在早拔去病根為要耳但當諒人之虛實度邪之輕重察病之緩急揣邪氣離膜原之多寡然後藥不空投投藥無太過不及之弊其有誤攻而致害者乃邪在胸膈未入胃腑下之而成結胸亦有春夏暴寒所中之疫證邪純在表未入于裏其時必脉浮舌白無汗身熱背熱必以外泄為易誤攻而引邪深入終非法也故溫病初起疏利之中必佐解肌逐邪傳胃腑始用攻下切勿遲迴避

顧致熱邪銷爍津液損傷正氣以至正不勝邪則挽回無及矣

注意逐邪勿拘結糞

應下之証見下無結糞每以為誤下殊不知承氣本為逐邪而設非專為結糞而設也其有結者原其人病至大便當即不行續得蘊熱益難得出而為結也一者其人平素大便不實雖胃家熱甚而亦不結若必俟其糞結則血液為熱所搏變証迭起是猶養虎遺患醫之咎也況多有溏糞失下但蒸作極臭如敗醬或如藕泥臨死不結者但得穢惡一去邪毒從此而消脈証從此而退豈徒孜孜糞結而後行哉假如經枯血燥之人血液衰

少或病後氣血未復多生燥結經所謂不更衣十日無所苦有何妨害是知燥結不致損人邪毒之為殞命也醫要知注意攻邪而又能確中病之輕重則萬全無弊矣

急證急攻

温疫發熱一二日舌上白苔如積粉早服達原飲一劑午前舌變黃色隨見心腹滿痛大渴煩燥此伏邪即潰邪毒傳胃也前方加大黃下之煩渴少減熱去六七午後復加煩燥發熱通舌變黑生刺鼻如烟煤此邪毒最重復瘀到胃急投大承氣湯傍晚大下至夜半熱退次早鼻黑苔刺如失此一日之間而有三變數

日之清一日行之因其毒甚傳变亦速用藥不得不緊若服緩劑羁遲二三日即死矣

因證數攻

温病下後二三日舌上復生苔刺邪未盡也再下之苔刺雖未去却無鋒芒而軟然熱渴未除更下之熱渴減苔刺脫日後更復熱又生苔刺更宜下之有是証則投是藥不可中道生疑反致擔擱但其中有間日一下者有應連下三四日者有應連下二日間一日者有應用清燥增液等湯每有應用犀角地黄湯者亟投承氣某日應多與某日應少與用不得法亦足誤事總之用下以苔刺為憑

尤以脉之有力無力為據蓋脉有力不下不可蓋脉無力欲下不能因于地有南北人有老少質有强弱病期有多寡又不可不審慎之矣

內壅不汗

温病發于半表半裏此其常也醫見有表復有裏乃引經論先解其表後攻其裏此大謬也當見以大劑麻黄連進一毫無汗轉見煩燥無何也蓋發汗之理自內以達外今裏氣結滯陽氣不能敷布于外即四肢未免厥逆又安有氣液蒸蒸以達表譬如縛足之鳥乃欲飛升其可得乎又如水注之器閉其後竅則

前篇不能滑滴，此內壅不汗之義。夫鳥之將飛，其身必伏，先縮足而後揚翅，方得升舉，此戰汗之義。故凡見表裏分傳之證，務宜承氣先通其裏，裏氣一通，不待發散，多有自能汗解。此以下為表之法也。

奪液無汗

溫病下後脈沉，下證未除，不能得汗，下後脈浮緩，法當汗解，三五日不得汗者，其人預亡津液也。蓋脈浮身熱非汗不解，血燥津枯非液不汗。昔人以奪血無汗，今以奪液無汗，血液雖殊，枯燥則一也。審其裏邪已盡，當與大劑養陰增液。吳又可謂下利一人數下之後，裏邪先盡胃氣已和飲食漸進半月後忽作戰汗方解蓋緣下利日久表裏枯燥已極飲食半月津液漸回方可得汗所謂積流而渠自通也可見汗非液不作病非汗不解也

下後脈浮

裏証下後無汗脈浮而微數身微熱神思或不爽此邪氣還表裏無壅滯也銀翹湯主之增液為作汗之具仍用連翹芳香解毒輕宣表氣所謂隨其性而宣泄之也脈浮洪壯熱氣熾甚津液立見消亡雖無汗宜白虎湯脈浮洪而芤者金受火克元氣不支宜白虎加人參湯除肌表散漫之熱邪助周身之血液于是经络

潤澤元氣鼓舞腠理開發自得汗解

下後脉復沉

裏證脉沉而數下後脉浮者當得汗解今不得汗後二三日脉復沉者膜原餘邪復瘀到胃也宜更下之下後脉浮者仍當汗解照前法治之

下後身反熱

應下之證下後當脉靜身涼今反發熱者此內結開正氣通鬱陽暴伸也即如爐中伏火撥開雖焰不久自息餘熱留胡升泄之如熱不退或退不淨有延至數日邪復聚胃須再通其裏者甚至屢下而後淨者誠有

如吳又可所云但正氣日虛一日陰液日耗一日須加意防護其陰如脉沈而有力者護胃承氣湯微下之脉沈而弱者增液湯主之服增液湯後脉轉而有力下証未除者仍用護胃承氣微下之尤宜益陰爲主不可稍爲鹵莽以致汗脫

下後脉反數

下後無汗脉不浮而數舌苔退津回不乾不隘口不渴不燥此裏邪去鬱陽暴伸也宜銀翹柴胡隨其性而升泄之庶可望脉轉浮而得汗此証頗近白虎但熱渴既除又非白虎所宜也若舌苔不退或退不淨無汗而脉數

邪之未解，可知。但脉不浮，無領邪外出之路，既下之後，又無連下之理。清燥湯主之。增水敵火，使不至為实，即吴又可所謂下後間服緩劑之法也。服後再相機易法。總以得汗後脉靜身涼，舌淨為病退之的候。

數下亡陰

下証以邪未盡，不得已而數下之，尝有兩目加澁，舌上枯燥，津不到咽，唇口燥裂，緣其人素稟木火之質，陽旺陰虧，令重亡津液，宜清燥增液二湯，設熱渴未除，裏証仍在，宜護胃承氣湯微下之，總以救陰為萬金良藥。

下前下後間服緩劑

溫病初起無汗、惡寒，法宜解肌。若三四日後有汗不惡寒，但發熱口渴者，不能仍用解肌，而膜原之邪又未盡傳胃腑，誤下徒損胃氣，宜用銀翹清瘟等湯，俟邪傳胃方可議下。又有下後或數下，膜原尚有餘邪未盡傳胃，邪熱與衛氣相併，故熱不能頓除，當寬緩一二日，宜清瘟湯，俟餘邪復聚于胃，再下之。此下前下後間服緩劑之法也。

用承氣三弊

吳鞠通曰：吳又可純恃承氣為攻病之具，用之得當則效，用之不當，其弊有三：一則邪在心包、陽明兩處，不先開心包，徒攻陽明，下後仍然昏惑譫語，亦將如之何哉？吾知其必不救矣二則体虧液涸之人下後作戰汗或隨戰汗而脫或不蒸汗徒戰而脫三者下後雖能戰汗以陰氣大傷轉成上嗽下泄夜熱早涼之怯証補陽不可救陰不可有延至數月而死者有延至歲餘而死者其死均也在又可當日溫疫盛行之際非尋常溫病可比又初創溫病治法自有矯枉過正不及詳審之處斷不可概施于邪盛正虛者汪文端公琴庵曰溫熱之証有解表之後邪復聚表攻裏之後邪復聚裏或解表之後邪入于裏攻裏之後邪還于表甚至溫疫邪熾有下至數十次而後愈者誠如吳又可所云總要看其邪正虛實

以定清熱養陰之進退大抵滋陰不厭頻煩攻下切須慎重蓋既下後之虛邪與未下前之實邪不同攻下稍輕斷無大害元氣一敗無可挽回邪少正虛但與滋陰便可滌邪增液益胃之屬酌用邪虛兩停滋陰之中略佐滌邪護胃承氣主之即邪熾正未虛者亦須佐以增液結燥甚者間服增液承氣約小其製方合下後治法

用承氣八禁

程氏謂用承氣有八禁一者表未解下之表邪乘虛入裏二者心下鞕滿心下認少陽分野胸膈之間宜用吐法下之則成結胸三者合面赤色熱邪散漫而不聚下之

徒損胃氣而表邪必乘虛入裏四者平素食少胃氣必虛不可過下五者嘔多嘔者邪尚在經未入胃腑故不可下六者脉遲脉遲有二在他証遲則為寒在時疫遲則為邪在陰分未傳未化初起多有之故不可下七者津液内竭此証當增液養陰存一分陰氣便有一分生理即有下証亦須用增液承氣或新加黄龍湯微下之斷不不可峻下尤須于津液未竭之前及早圖之遲則不救八者小便少此少字謂肺金化源漸絶已見壞証故不可下若邪大閉結之實証則又當急下矣觀此八禁可見古人用承氣慎重若斯醫者臨証之時以脉証參較尤必以

舌苔為輕重緩急之準而以八禁為輕率之戒斯無悞矣

陽明下證諸法

熱結液乾之大實證非大承氣不可有熱無結之實證宜小承氣偏于液乾多而熱結少者則用護胃承氣或單用增液湯作借水行舟之計或用新加黄龍湯為扶正逐邪之法此所以迴護其虚務存津液之心法也

下之不通五證

經謂下不通者死蓋下而至于不通其危險可知而其所以不通者共有五因其因應下失下正氣不能運藥不運藥者死正氣既虚邪氣復實勉擬黄龍法以

人參補氣以大黃逐邪以冬地增液邪退正存一綫即可
以大隊補陰而生此邪正合治法也其因肺氣不降而裏
證又實者必喘促寸實痰涎壅滯宣白承氣湯主之以杏
仁石膏宣肺氣之痺以大黃逐腸胃之結此臟腑合治法
也其因火腑不通小腸熱甚下注膀胱小便涓滴赤痛時
煩渴導赤承氣湯主之以導赤去淡通之陽藥加連
柏之苦通火腑大黃芒硝承胃氣而通大腸此二腸同治
法也其因邪閉心胞神昏舌短內竅不通飲不解渴者牛
黃承氣主之以牛黃丸開手少陰之竅以承氣急瀉陽明
救足少陰之消此兩少陰合治法也其因陽明太熱津液

枯燥無水行舟而結糞不下者非大劑增液不可服增液而
劑法当自下其或剛燥太甚之人竟有不下者則以增液合
調胃承氣緩沃之此一腑中氣血合治法也

前後虛實

病有先虛後實者宜先補而後瀉有先實而後虛者宜
先瀉而後補假令先虛後實者或因他病先虧或因年高
血弱或其因先有内傷勞倦或因新產下血過多或舊有
吐血与崩漏之証時疫將發即觸動舊疾凡此宜先補而
後瀉瀉者謂疏導俟邪氣挽而言之也然此萬不得已
而投補劑一二帖虛証稍退便宜治疫兼補劑連進必助

疫邪禍害隨至棠按先補後瀉不若補瀉並施如參蘇飲人參白虎湯黃龍飲增液湯之類較為穩當倘令先實後虛并疫邪應下失下血液為熱搏盡原邪尚在宜急下之邪退六七急宜補之如養陰增液之類借水行舟則不厥多矣

脉厥

温疫得裏証神色不敗言動自如別無怪証忽然六脉如線微細而軟甚至于無或兩手俱無或一手先伏察其人不應有此脉而乃有之皆緣應下失下內結壅閉營氣逆于內不能達于四末此脉厥也亦多有過用黃連

石膏生地元参諸寒之剤強遏其熱致邪愈結脉愈不行醫見脉微欲絶以為陽証得陰脉為不治委而棄之以此誤人甚多若更用人参生脉散輩禍不旋踵審其為內結壅閉宜承氣緩下之審其為寒涼遏伏宜用二陳和胃則六脉自復矣

脉証不應

表証脉浮者可汗而解亦有脉不浮者可汗而解以邪氣微不能牽引正氣或靈人初感其邪伏而未發鼓動故脉不應裏証脉沈者可下而解亦有脉不沈者可下而解以邪微不能抑鬱正氣故脉不應陽証見陰

脉有可生之神色不敢言動自如乃無賊脉也若前日無此脉今忽有之乃脉厥也下後脉實亦有病愈者但得証減者退復有實脉乃天年脉也夫脉不可一途而取須以神氣形色病証舌苔相參以決安危為善

似表非表似裏非裏

時疫初起邪氣盤踞于中表裏阻隔裏氣滯而為悶表氣滯而為頭疼身痛醫者誤汗妄耗津液经氣先傷邪氣不損依然發熱更有邪氣傳裏表氣不能通于內必壅于外午後潮熱甚則形脹痛熱退則已若誤認為表妄用升散经氣愈實邪氣上升

頭疼轉甚下後裏氣一通經氣自降頭疼立止若果
感冒頭疼無時不痛為可據也且有別證相參不可一
途而取更有汗下後脈靜身涼渾身肢節反加痛甚
一如被杖一如墜傷少動則痛若呼號此經氣虛營
衛行澁也三四日內經氣漸回其痛自止雖不藥必自
愈如設妄引經論以為風濕相搏一身盡痛不可轉
側遂投疏風勝濕之劑身痛反劇此證似表每誤
認為表也傷寒傳胃始見譫語下之無辭今時疫初
起伏邪附近于胃邪未入腑亦能潮熱午後熱甚亦
能譫語不待胃實而後能也但今常瘧熱甚亦作

譫語痺瘖不惡寒但作潮熱此豈胃實者耶醫者誤
認裏証妄投承氣是為誅伐無辜及裏氣一虛邪
陷入胃轉見胸腹脹滿煩渴益甚醫見下藥病甚
乃指大黃為砒毒或投瀉心或投柴胡枳桔留邪畜實
虛証日增神脫氣盡而死向則不應下而反下今則應
下而反失下蓋因表裏不明用藥前後失序之誤也

論陽証似陰

凡陽厥手足皆冷或冷過肘膝甚至手足指甲皆青
黑劇則遍身冰冷如石血凝青紫成片或六脈無力
或脈微欲絶以上脈証悉見純陰猶以為陽証何也

反之内証氣噴如火齦爛口臭煩渴譫語口燥舌乾舌胎黃黑或生芒刺小腹痞滿小腹疼痛小便赤色涓滴作痛非大便燥結即大腸膠閉非脇熱下利即熱結旁流以上内三焦悉見陽証所以為陽厥也粗工不察内多下証但見表証脉体純陰誤投温剂禍不旋踵再按温疫与傷寒陽証似陰者初起必現陽証必待漸次傳裏裏氣壅閉脉体方沉乃至四肢厥逆其真陰者始則惡寒而不發熱其脉沉細當即四肢逆冷内而三焦亦現寒証急投附子四陽二三日失治即死總之陽証似陰外寒而内必熱故小便血赤凡陰証似陽者格陽之証也上熱下寒故小便清

白但以小便赤白為據以此推之萬不失一

按陽証似陰溫疫與正傷寒通有之其有陰証似陽者

此正傷寒家事並溫疫無有此証故不附載

標本要訣

諸竅乃人身之門戶也邪自毛竅鼻竅口竅而入未有不由竅而出者經曰未入府者可汗而已已入府者可下而已古人立汗吐下三法總是導引其邪從門戶而出從汗解為外解從二便解亦為外解治溫病不可發汗者特麻桂不可用耳他如無汗惡寒羌防荊防原不妨用微汗惡寒豆豉牛蒡杏仁蘇梗桔並為解肌要藥汗多

身熱可加銀翹辛涼解肌非邪在膜原主以疏利佐以解肌一入胃腑即用攻下此為治法大綱今此證為治標之耳今時疫首尾皆熱獨不言清熱者是知因邪發熱但治其邪不治其熱而熱自已夫邪之與熱猶形影相依形亡而影未有獨存者若以黃連解毒黃連瀉心犀角地黃清宮清營等湯純乎寒涼專務清熱既無汗吐下之能焉能使邪從竅而出是忘其本徒治其標何異小兒捕影非徒捕影已也且寒涼諸品直將溫邪逼入心舍逼入骨髓真無法可療者其為害豈淺鮮哉

行邪伏邪之别

凡邪所客有行邪有伏邪故治法有難有易取效有遲有速假如正傷寒始自太陽次傳陽明少陽由三陽入胃如行人經由某地本無根蒂無非漂浮之勢病形雖重若果在經一汗而解若果傳胃一下而愈藥到便能獲效此行邪也先伏而後行者温疫是也邪伏膜原如鳥棲巢如獸藏穴營衛所不關藥石所不及及其發也邪毒漸張內浸于府外淫于經方其浸淫之際邪毒尚在膜原必待其或出表或入裏然後可導邪而去邪盡方愈初發之時毒勢漸張莫之能禦其時不惟不能即

痧。而且日漸加重病家見證日增即欲更醫醫家不解亦自驚疑不知先時感受邪甚則病甚邪微則病微病之輕重非關乎醫人之生死全賴於藥所以疫邪方張之際勢不可遏但使邪毒速離膜原便是治法全在後段工夫識得表裏虛實更詳輕重緩急投劑不致差謬如是可以萬全即使感受之重者按法治之必無殞命之理若夫久病枯削酒色耗竭耆耄風燭者天真幾絕更加溫疫自是難支又不可同日語矣

主客交

凡人向有他證尫羸或久瘧或內傷瘀血或吐血便血咳

血男子遺精白濁精氣枯涸婦人崩漏帶下血枯經閉之類以致肌肉消爍邪火獨存故脈近于數此際稍感疫氣醫家病家見其穀食暴絕又加胸膈痞悶身疼發熱徹夜不寐指為原病加重不知以氣色脈舌神辨之遂誤以絕穀為脾虛以身痛為血虛以不寐為神虛妄投參朮歸地茯神棗仁之類愈進愈危知其稍以疫法治之發熱減半不時得睡穀食稍進但脈數不去肢體時疼胸脇錯痛遷延期不愈以雜藥頻試補之則邪火愈熾瀉之則損脾壞胃滋之則膠邪愈固散之則經絡益虛疎之則精氣愈耗守之則銷鑠益

甚盖以人但知其伏邪已溃表里分传里证即除不知正气衰微不能脱出表邪留而不去因与血脉合而为一结为痼疾也肢体时疼者邪与营气搏也脉数身热不去者邪火并郁也胁下锥痛者火邪结于膈膜也过期不愈者凡疫邪交卸近在一七远于二七甚至三七过此不愈者因失其治非坏证即痼疾也客邪胶固于血脉主客交浑最难得解久而愈锢治法当乘其大肉未销真元未败急用三甲散或青蒿鳖甲汤以龙时走降诸灵入络搜邪多有得生者

論食

時疫有首尾能食者此邪不傳胃切不可絶其飲食但不宜過食耳有愈後數日微熱不思食者此微邪在胃正氣衰弱強與之即為食復有下後一日便思食食之有味當先與米飲漸進稀粥不可盡意飢則再與如忽加吞酸反覺無味胃氣傷也當停穀一日胃氣復復思食矣有愈後十數日脈靜身涼表裏俱和但不思飲食者此中氣不蘇當與粥飲迎之得穀後即思食覺飢久而不思食者一法以人參一錢煎湯與之少引胃氣忽覺思食後不勿服

論飲

煩渴思飲，酌量與之。若引飲過多，自覺水停心下，名為停飲，宜四苓散。如大渴思飲冰水及飲冷，無論四時皆可量與，蓋內熱之極，得冷飲相救，往往大汗而解。此有熱無結之證，至于梨汁、藕汁、蔗漿、西瓜皆可備不時之需。如不欲飲冷，當易百滾湯與之，乃至不思飲，則知胃和矣。

問病法

醫，仁術也。仁人君子，必篤于情，篤于情必切于問。如溫病，病原無感冒之因，而亦有感冒兼疫者，須問其有無感冒風寒。病見于何日，得于何地，要在何時，未病前一二日飲食何物。既病以能食不能食。如其人素壹，問其有何殘疾，平日飲食多寡。婦人問其有無胎產，並月水適斷適來。如胸腹脹痛，問其在何部位，滿脹脹痛，問其何處爲甚。大便問其有無多寡，或結或溏，所行何物何色，便知有邪無邪，邪多邪少。小便問其有無長短，色白色赤。口渴喜冷喜熱，消水不消水。身痛在何處痛甚，發熱在何時熱甚。每看前此所服何藥，藥或進退何多，往往溫病爲陰柔藥遏伏，不能外達，毋又有失下誤下，毋委曲求詳病情，自得此乎？非仁人君子之用心哉。

温病合編卷二終

温病合編目録

卷三

表證

少腹滿痛　自利

便血　便膿血

大便通塞四條　大便閉下之不通

小便不利　小便多

熱侵膀胱　邪結膀胱

畜血　遺尿

囊縮　多言

讝語 神塞讝語附 氣奪不語　狂 虛煩似狂附

善忘　昏沈

循衣摸床撮空撚指　多睡

卷四

神煩　　神昏
鼾睡　　鼻搧
鼻煤　　牙関拘急
失音　　呃逆
便實　　便溏
肌癢　　肌㮈
唇絳齒乾」　　咳嗽
不咳嗽　　目赤
噎　　氣促
讝語　　面色

溫病合編卷三

諫東石壽棠芾南編次　男宗慶漢丞校字

表證

發熱

表證發熱，熱在皮膚，捫之烙手，久按反輕，必兼頭疼身痛諸表證，法宜解肌。裏證發熱，熱在肌肉筋骨，初捫熱輕，久按熱重，必兼煩渴胸腹滿痛諸裏證，法宜清下。半表半裏發熱，見表證兼見裏證，時疫常有之，法宜疏利。下後復發熱，乃營陽暴伸，無裏證者，法宜宣泄，柴胡清燥湯或銀翹湯；有裏證者，乃邪氣復聚，按輕重下之。更有汗下清解後表裏證全無舌苔退淨忽然發熱六脉豁豁然空無邪退正虛之發熱也王太僕所謂大虛有盛候反瀉含冤無時須消息陰陽虛實陰虛則熱渴枯竭之證多責之腎宜增液清燥六味地黃等湯大作湯液晝夜頻進其效始捷陽虛則嘔利倦怠之證多責之脾宜六君子湯其有陰陽兩虛者宜合生脉散參胡三白湯總之發熱之病爲表爲裏爲半表半裏爲復爲虛證狀難明總以舌苔爲據初起舌苔膩白屬表舌苔水黃或中黃邊白中黃尖白或黃二三色屬半表半裏舌苔黃色醬色黑色屬裏舌苔燥則不論何色皆屬裏證然亦有初起悮服涼藥遏

邪于内而舌燥者，不可不知。屢經汗下後舌苔潤而黄熱者屬陽虛，無苔而燥屬陰虛耳。若陽虛證亦有虛苔，但潤而不燥，苔而不厚，舌之本質淡而不紅，如立冰中凍者一般。黄熱之表裏虛實以此辨之，思過半矣。惟虛證黄熱有似實證，又舌苔亦難為據，又當從病之來路探討。若屢經清下而熱愈甚者，從虛治無疑；或經清下而熱漸減，仍屬餘邪未盡。臨證審之。

惡寒

諸證惡寒必兼發熱。時疫惡寒不過一二日，寒時自寒而不覺熱，熱時自熱而不惡寒。初起惡寒者氣鬱也，肺

主皮毛而亦主表非太陽惡寒也只宜解肌不宜逼汗之有
初起邪伏膜原未及傳變胸膈必多痰滯看見其頭疼
而遽用膏連或有因其作渴而遽用地冬或有病人恣飲
冷水西瓜致寒涼太早抑鬱陽氣壅閉熱邪以致惡寒
或舌苔乾燥或舌苔隱伏治宜宣導痰為主兼達原
二陳五苓之類更有病後汗出不止嘔利俱作四肢厥
六脈細濇而惡寒為陽虛乃寒涼攻伐太過所致當以
六君子湯為主然須知此症屬陽虛卻從熱症來而陰亦
虧當佐以滋陰為妙如白芍麥冬之類此症甚不急于
調治則成工嗽下泄夜熱早涼之怯症而難治矣

寒熱往來

瘧疾寒熱有時長短有定溫疫則無時無定直傳發之初由表入裏由經入重始則寒熱往來繼則熱多寒少再則但熱不寒直至傳發之後由裏出表由重轉輕邪氣漸衰正氣來復亦寒熱相爭至此則邪出表而欲作戰汗矣治法於未傳發之先但透達其邪使易傳易化為主達原飲是也于傳發之後以宣泄為主柴胡清燥湯是也更有屢經汗下之後肺虛心悸神倦形羸當養陰益氣助正卻邪為主參胡三白湯炙甘草湯清燥復脈等湯是也

頭痛

温病初起頭痛肺氣鬱表氣不行法宜解肌陽明裏證頭痛中焦邪犯上焦邪熱薰蒸而然頭不甚痛而昏悶所謂卓然而痛是也又有太陽裏證邪寒水壅逼作痛者五苓散汗清下解後頭痛心悸者屬血虛宜安神養血湯凡頭兼痛表裏虛實難分者總以舌苔辨之

頭重

温病頭重濕熱上壅也于辛涼解肌中加蒼朮或開膀胱六一散五苓散滲之或黃芩滑石清而滲之又有表裏無病病在於中者其目必黃當遵仲景法用瓜蒂搐鼻出黃水即愈病後虛重須審其陽虛陰虛治之

目脹

溫病目珠脹者陽明經病也兼表証解肌法加葛根羌胸滿者有黃苔宿食也蓋食壅陽明其脉不下行而上逆故目珠脹宜平胃散加山查麥芽枳殼消導之邪傳裏者下之若屢經清下後而目珠脹痛者當消息其肝臟以養陰滋血和肝治之乃乙癸同源法也

腰痛

溫病初起腰痛者兼發熱者太陽鬱遏也解肌法加獨活兼脹者氣滯也加枳榔兼重者夾濕也加蒼朮萆引少腹及拘脇者氣滯血瘀也加青皮赤芍此皆初起實証治法

也。又有素腎虛陰傷者，腰痛獨甚于周身，兼痠痿無力，兼尺脈弱者，後來傷寒必危，當于初起主方藥加生地、知母預顧其陰。若徒用伐邪之品，大傷陰液，則昏沉、舌黑、直視、失溲諸證見；陰傷氣脫，則厥逆諸證見。蓋腰乃腎府，爲先天根本，腰痛則腎虛，不可不察。要知時疫初起腰痛，尚有虛實之分。若汗下後而見腰痛，其爲腎虛不待言矣，宜六味、四物，不可疏通。

膝脛腿足痛痠

時疫初起，膝脛腿足之痛痠者，太陽經脈濕鬱也。主方加獨活、牛膝。兼寒者，治在筋，加秦艽、木瓜；兼腫者，治在肉

加木通赤芍槟榔苡腿足獨痛甚而軟并名軟腳温往往
一二日即死宜白虎加蒼朮湯或蒼朮黃柏更有腳氣一
証與軟腳温相類初起腿足疼痛切骨由下上行痛至心
即死切忌升散槟榔等下導不可不知又有汗下後餘邪
不盡留于下部仍有熱証如骨蒸小便黃赤以黃柏苡仁
清濕熱槟榔木通導壅滯筋脉攣用秦艽木瓜筋脉緩用
蒼朮防己紅腫用赤芍丹皮續斷當歸苡無餘邪由
見心悸二便頻數尺脉虛小則當以補腎為急六味加牛
膝枸杞知柏滋益陰精不然恐成殘疾

周身骨節疼痛

痛主一處須通其凝滯以其為專注之邪也痛主周身
須解其縛束以其為分佈之邪也故治周身痠痛疏表
其大法也人參敗毒散但痠與痛有別痠輕而淺痛重
而深痠痛與拘攣又有別痠痛牽動不常拘攣屈伸
不利痠痛病主營衛拘攣病主筋脈合痠痛拘攣又有
上下之不同主身半以上為表疾淺而易解主身半以下
為裏病深而難治總之未經汗下屬邪盛宜疏泄已經
汗下屬正虛宜調補此大法也

身重

溫病初起發熱身重者濕勝于熱也蒼朮為主傳變之

後大汗大熱而身重者熱纏其經脈也蒼朮白虎湯倍重見裏證而身重者裏邪內結而氣不達于表也三承氣爲主屬經汗下表裏無邪身重不可移動脈虛散而無根舌上無苔二便自通者陰陽兩亡經脈皆竭也審其陰陽偏勝而治之偏于此陰多腎證六味合四物爲主偏于此陽多脾胃證六君合生脈爲主陰陽俱竭生脈合六味爲主

自汗論二首

溫病自內蒸出于表初起作寒熱時多自汗不止不可以表虛論雖頭疼身痛仍以解肌清表爲主宜銀翹散若熱邪散漫脈長洪而數身熱大渴大汗宜白虎湯得戰汗方

解表傳裏有熱有結破結為主宜承氣湯表裏証下後續得自汗二三日不止甚則四五日不止熱甚則汗甚熱微汗亦微此名裏證後表証証屬實乃表有餘邪也宜柴胡湯表解則汗止設誤認表虛妄用黃芪實表及止汗之劑則熱邪壅遏不出矣表屢經汗下邪已全退而無神色唇口刹白表裏無陽証喜熱飲稍冷則畏脈微欲絕忽得自汗淡而無味者為虛脫夜發則晝死晝發則夜止急宜峻補補不及者死表出汗時不省人事牙關緊閉則不救矣大病愈後數日脈虛而舌無苔二便清利如常內外無熱証但每飲食及驚動即汗此表裏虛怯宜人參養血湯倍黃芪

溫病俗名汗證下後得汗始解戰汗尤佳蓋以伏邪中潰氣通得汗為邪有出路若不得汗執方必復驟再下得汗方解甚有內陷昏沉邪終不出而死者此正虛邪盛不能領邪外出也第一有無汗而愈者愈後亦必發頤終不發得汗為脫然無所累也惟發斑疹者亦為外解之象不必復求諸汗矣然汗有在下前下後之分未下之前汗出表解身熱退斯時當脈靜舌淨此但表不裏感之最輕者當脈猶不靜舌退不淨即熱退一二日亦必復熱此無他先表後裏也下後裏證除得汗乃解不可以前之得汗為病退也更有下後得汗者是表裏兩解也然亦必以脈靜身涼舌淨裏證全

退斯為全解否則伏邪復聚於裏而再裏者亦不得以下得以汗為愈也其有初起無汗者乃疫邪深伏膜原不肯傳變法宜透邪解肌不可强汗致傷津液更有初起汗多者疫邪蒸出膜原將欲傳變熱勢薰蒸汗即邪也法宜辛涼解肌又不可止汗致遏陽邪也透邪如達原飲辛涼如銀翹散

盜汗

凡人目張則衛氣行于陽目瞑則衛氣行于陰行陽謂升發于表行陰謂斂降于裏今裏有伏熱而又遇衛氣兩陽相搏熱蒸于外則腠理開而盜汗出矣設初起盜汗者邪在半表半裏也胸脇痞悶達原飲無痞悶柴胡湯銀翹散

裏証下後續以盜汗者有微邪也柴胡湯表邪甚則作自汗矣伏邪中潰則作戰汗矣餘此脉靜身凉數日後反以盜汗及自汗者陰陽兩虛也養榮益胃等湯治之

戰汗

温病以戰汗爲佳兆蓋戰則邪正相爭汗則正逐邪出然有透與不透之分凡透者汗必淋漓汗後脉靜身凉口不渴舌苔淨二便清胸膈無阻滯結痛始爲全解之戰汗否則餘邪未淨而復熱則有再作戰汗而解者有戰汗三四次而解者有戰汗一次不能再戰待下而從解者有不能再作戰汗即加昏沉而厥者總視其氣之強弱何如耳凡戰汗

時不可服藥補則戰止而汗不達汗下則太過而成虛脫惟多与湯水助其作汗戰汗之時脉多停止勿訝待戰汗後脉自見也大抵戰汗之脉以浮緩爲佳虛散微濡及浮乱弦硬者有寒氣虛欲脫若煎獨參湯待之貧者米飲代之然必察其戰後係邪盡而氣欲脫方可用凡戰不可擾動擾動則戰而中止又有不因擾動戰而不汗者以中氣虧微不能升發也飲湯水助之次日當期復戰厥回汗出者生厥不回汗不出者死以正氣脫不能勝邪氣也戰而厥回無汗者真陽尚在表氣枯涸也可使漸愈凡戰而不復忽痙者身如尸牙關緊目上視必死總之戰汗後

神静者吉昏躁者危气细者吉气粗者危舌痿不能言者死目眶陷者死目转运者死眼戴反折者死形体不仁水浆不入者死战汗非为佳兆亦有吉凶不可不察也盖战汗固由治得其宜乃阴阳交和表里通达自然而然非强致也尝见脉大躁汗药毫不得汗而饮冷水以汗者此有热无结之证又有用下药里气一通表邪外达以汗者又有热在血分用凉血活血以汗者又有邪少虚多用生津益气以汗者种种不一当对病而治之其有战汗后并下后越二三日反腹痛不止者欲作滞下也宜芍药汤加桔梗开之汗后作痢最为紧要人之虚实邪之多少宜细审之

狂汗

狂汗者伏邪中潰欲作汗解因其人禀賦充盛陽氣衝擊不能頓開故忽然坐卧不安且狂且躁然須驗其是否作汗於下後裏證除脉浮而緩浮爲邪还于表緩爲胃氣自和少頃大汗淋漓狂躁自止脉靜身涼霍然而愈若未下之前裏証未除雖有汗亦爲發狂非作汗也

斑疹

温病初起疎利之中佐以解肌使邪易傳發而鬱熱從外泄原可不出斑疹即有邪鬱二三日或三五日既不從汗有不得不斑疹之勢亦可轉重爲輕若一派辛温剛燥氣受

其災而移熱于血，血爲熱搏，不能蒸汗，必發斑疹。夫斑疹熱時在經絡而不在胃腑，内有斑疹必然煩悶，故凡遇煩躁而不渴，或喜熱飲，舌白目赤，神智不清，或有譫語，即是將發斑疹之候。而爲斑爲疹又不相同，豈可混斑疹爲一者，非也。蓋斑乃絳赤，或大片，乃肌肉中痛，屬陽明胃經，故發斑而先乾嘔不已；疹乃紅點高起，爲血絡中痛，屬太陰肺經，故發疹必先乾咳不已。斯時須于前胸心手足細看，必有隱隱在肌肉内，法宜辛涼輕宣，透毒使易出易尽，以免上有爲瘀，如銀翹散之類。若誤用升麻、柴胡、葛根、羌、防、白芷、蒿、歸、西河柳諸品，直升陽明少陽，使熱血上循清道，則

衄過升則下竭上厥肺為華蓋受熱毒蒸淫則嗆咳心位
正陽受升提之推迫則昏痙並用膏連大寒大生地麦冬
陰柔之品使邪無出路必逼而歸之于心而致神昏發亂
此時出未出之際辛溫升提陰柔苦寒遏伏之大戒也若
既出之後若疹並銀翹散加減如元參細生地丹皮赤芍大青
葉等可選用清達血絡中邪發斑并化斑湯犀角地黃
犀角大青等湯清化血肉中邪更有裏証悉具內壅特
甚隱有斑疹外出不快并調胃承氣微和之內壅一通斑
疹漸出不可更大下蓋復大下中氣不振斑疹內陷則危又
有一出即沒邪毒內陷并不治斑疹出沒又有裏証宜并調胃

承氣合犀角地黃緩緩下之毒化毒源血雲見他証發斑斑消則愈汎以病有斑出數日已消而昏沈如故必待裏邪全清二便清利而後愈他証發疹不過二三日為期温病則為期不定必視裏邪解否為用藥之準惟發斑發疹皆為外解之象與汗同機不必復求諸汗矣再按發疹其輕發斑其重而斑又有輕重之分粉紅色為桃花斑輕紫雲斑重甚青甚黑則邪毒下損肝腎不治矣

斑疹戰汗合論

凡疫邪留于氣分解以戰汗留于營分解以斑疹氣屬陽而輕清血屬陰而重濁是以邪在氣分則易疏透邪

在血分恒多膠滯陽主速而陰主遲所以從戰汗解者
而便於解從斑疹解者當圖漸愈

發黃

溫病發黃有四一宿食二蓄水三蓄血四鬱熱初起在表宜
胸膈痞悶目珠黃而鼻準中黃宿食壅于胃脘也達原飲
加山查麥芽神麯萊菔子傷寒論小便不利滿腹水聲而
目身俱黃蓄水也四苓散加梔子茵陳少腹有款痛要小便
自利大便黑而發黃者蓄血也桃仁承氣湯熱在下焦大小
便俱不利而發黃者鬱熱也茵陳湯凡發黃必以二便為
辨二便調屬上焦小便不利屬水小便自利大便黑潤屬血大

小便俱不利，屬脾熱，乃胃熱移于膀胱，不必利其小便，但當通其大便，是以茵陳湯有專功也。苔黄當辨其色，上焦宿食，苔黄只在頭面，不及周身；當以苔黄周于身，色微黑而粗澁；瘀血苔黄亦要微黑而潤澤；脾熱苔黄要黄而鮮明，此所以貴辨黄之法也。

裏証

煩躁

煩乃心煩，情思不定，神不安而形如故；躁則形躁，揚手擲足，形不安而神復亂。煩輕而躁重也。在他証有謂煩屬心，躁屬腎；煩屬陽，躁屬陰者。在時疫總屬脾熱，熱淺在上則

見煩躁熱深在下則漸近昏沉而不煩躁是時疫初起可下
煩躁之輕重辨溫邪之輕重若不煩躁例作時疫矣初起
煩躁在半表半裏銀翹散加赤芍梔子傳裏煩躁邪入
胃府也三承氣湯選用煩躁漸近昏沉邪入心包也舌必黑
躁犀角地黃加羚羊角牛黃至寶等丹選用汗下後表
裏無阻滯而煩躁者陰液傷也清燥生脉六味等湯選
用其有汗下清潤諸法不應而煩躁加重者當辨舌苔
黃黑苔中挾一塊白潤是為挾水或有痰飲或素病初病
時過飲冷水恣啖冷物寒飲停于胸膈胃脘拂鬱其熱外
不能達表內不能傳裏故煩躁特甚更細按胸膈滿痛而

飲，漉漉有聲，再細察其脈，右寸關或弦緊或緩，皆停水症，據舊以蒼朮半夏萊菔厚朴，先消其水氣，再治煩躁，無不愈。嘗再揣，凡遇煩躁而兼小便不利者，導赤散利之，所謂心邪不從心瀉，而從小腸瀉也。

嘔

溫病初起，表證未見，有先作嘔數日者，此瘦邪犯太陰脾經，先裏後表之證，不可遽用清涼，閉遏邪氣，致令不能透達；傳化亦不可用溫熱，致增嘔證，甚有舌紫昏沈者。惟宣其胃氣，藿香正氣散、太無神朮散加減，宜芳已發。熱而嘔者，達原飲加半夏。更有邪閉肺胃氣而嘔，謝桑

不效者用蘇葉五分川連三分煎服神效若嘔而煩渴身熱不惡寒者邪在陽明也葛根黃芩湯寒熱往來而嘔者邪在少陽也小柴胡加減若嘔而舌黃心下臍上滿痛拒按者大柴胡湯若屢清下後寔無餘邪反嘔不止者此屬胃氣虛寒少進粥飲便欲吞酸宜半夏藿香湯一服嘔立止穀食漸加此治雜症之法非治疫之法也

渴 不渴附

溫病初起以渴為機括渴甚則熱甚渴微則熱微在表發見以渴為有邪不渴為無邪也初起在表及半表半裏作渴者用花粉知母黃芩葛根邪已入胃大渴大熱自汗

舌苔黃、或黑燥當察其胸腹按之無痛而渴者為有熱無結脈必洪白虎湯按之有痛處而渴者為有熱有結脈必沉小陷胸三承氣酌用屢經清下渴而舌上無苔表裏證全無心悸而煩脈虛細或浮散或濇亡陰也六味合生脈為主其有不渴者惟濕溫初起熱未勝濕則鬱悶心煩而不渴熱在經不在胃則煩躁身熱而不渴在下而不在上則燥結而不渴在血分不在氣分則脈沉而不渴疫邪初從太陰發者胸腹滿悶而不渴此外無有不渴者矣

熱入營分不渴解

渴乃溫之本病今反不渴而舌絳且乾兩寸獨大蓋邪熱

入營蒸騰營氣上升故不渴不可疑不渴非濕病也治法以透邪清營為主

口苦口甘

口苦屬燥熱在上中二焦多渴屬三陽黃芩知母清之口甘屬濕熱在中下二焦多不渴屬三陰蓋脾胃屬土稼穡作甘土邪下陷脾水水土於蒸甘味上溢于口多兼嘔吐二陳去甘草加姜炒山梔姜炒黃連於吳黃芩選用治之

齒燥

溫病齒燥有三經淺者為陽明經熱前板齒燥身熱目疼鼻乾不得臥此將發斑疹及衄血之先兆解肌方中加黃芩知

母氣為主之重者為胃腑燥熱通口唇燥調胃承氣治之至重者為腎水枯涸陰大虧發當峻補其陰生地龜板元參麥冬丹皮知柏大作湯液加童便金汁晝夜頻進芳藥輕治緩則不及矣更有當下失下牙關噤閉為毒火閉伏下之牙關開者生又有下後汗出不收牙關噤閉為胃絕不治

耳聾

溫病耳聾少陽邪熱挾痰上攻也在表加柴胡菖蒲入裏加芩芍山梔汗下後養陰調胃為主飲食如常自愈不可急治

鼻如烟煤

溫病鼻如烟煤邪熱灼肺也肺屬金金為水之母大燥太

過則金受其尅而水之上源竭絶矣急當養陰清下護胃承氣加犀角龜板間有生者

鼻孔煽張

鼻孔煽張有三一痰壅于肺喘欬胸滿不渴觧肌方中加姜皮大貝桑皮蘇子一熱鬱于肺出入多熱銀翹甘桔湯一腎虛氣出入皆微多死莫立下法汗出如珠喘息擡肩者須刻脫廢

咽痛

温病咽痛為熱淫于肺當視其有結無結無結者微紅以桔梗荊芥連翹元參馬勃治之有结者紅腫加牛蒡赤芍射干消其腫結甚則起紧泡白泡是為乳蛾必先刺去惡血再

服清熱之藥時疫中常有急喉風急喉痺二險証旦發夕死不可不知急喉風咽痛而喘乃疫邪夹熱上壅于肺古方用膽礬吐其痰涎惡血緩則氣閉而死急喉痺即乳蛾速長閉塞喉嚨亦以刺去惡血為主此證見于時疫中必其人素貪厚味多肝怒有以致之也

舌苔

邪在膜原舌上白苔邪微舌亦微邪盛則苔如積粉若舌苔根黄兼白中黄是邊白此疫邪注膜原萌動漸傳胃家之象邪在胃家舌苔滿黄苔老則焦為沉香色也白苔未可下黄苔宜下然又必以胸膈為憑也舌黑苔是邪毒在

胃薰騰大抵似此也有黄苔老而夾黑者有津液潤澤作
軟黑苔者有舌上乾燥作硬黑苔者下後二三日黑皮自脱
其有下後裏證者舌苔黑者苔皮未脱也不可再下務在有下
證方可下其有舌上無苔又無下證誤下舌反見離離黑色者
危急當養陰又舌上無苔而燥者先輩呼為鏡面苔此陰津
液枯竭之候大劑養陰津回即生矣舌鮮紅色者亡陰之象
大劑養陰為主遲則轉為乾黑矣舌上無苔色絳而燥甚
神智不清者熱入心包血分犀角地黄主之然亦有誤服養
陰涼藥過令舌苔隱伏舌色純赤者不可不知
白砂苔乃自白苔之時津液乾燥邪雖入胃不能變黄宜

急下之

舌苔剝者熱傷津液呼痰毒之最重者急下之老人瘟疫無下證舌上苔剝用清燥湯生脈散生津潤燥苔剝自去

舌裂者乃日久失下血液枯極多有此證又熱結傍流日久不治在下則津液消亡在上則邪火熾盛亦有此證急養陰攻下其裂自消

舌捲屬胃主熱舌強屬心主痰若無痰舌色正赤深紫燥裂而強者熱毒蘊于心包也犀角地黃加牛黃治之其有舌痿軟而枯小者並屢經汗下潰而舌強者乃靈脫已極大補及滋潤治之遲則不救舌痿枯小者百救一二

舌卷短者乃邪氣勝真氣虧急宜養陰攻下邪毒存真

氣回舌自舒舌乃心苗腎脈散舌本脾脈絡舌下人之虛

實邪之輕重看于舌驗之學者甚勿忽諸

胸滿痛

胸者肺之分野屬上焦氣分滿而不痛者爲邪未結屬在

形之氣稀薄之疾邪在膜原多有此証達原飲加枳殼桔

梗二陳萊菔子痛而不滿者爲邪在肺經蓋邪由膜原傳

裏必過其經宜加枳桔青皮毒多滿而痛不可按邪已結

矣痰結者牽引串痛有嘔小陷胸湯在中焦裏証大柴胡

湯食結者硬痛成塊不可按多在心下平胃散加枳實萊菔

子亦有在膈上者為危證當吐之瓜蒂散此二者不可便下須待其移動入胃方可下蓋結在上焦氣分下之太急則氣逆嘔吐外用摩揉之法為妙血結者不可按按之軟脈芤濇弦夾吐血者方有此證加赤芍丹皮玉金貝母廣絡攻下胸痛更甚者乃脾胃兩虛下氣上逆之證異又可回下後反痞者虛也以其人或因他病先虧或因新產後氣血兩虛或稟賦虛怯因下益虛失其健運愈下而痞愈甚者更用行氣破氣之劑轉成壞證宜參附養榮湯然此證必在積糞已行邪熱已解之後若難辨熱而脈不數口不渴舌不燥下之痞反甚者方為虛證若潮熱口渴脈數舌燥有一

于斯投參附養榮湯不旋踵更有下陷裹結未行之實
證正氣不能運藥之虛證皆不宜用參附養榮湯以邪
未解之實證宜再下正虛不運藥宜新加黃龍湯

脇滿痛

脇者少陽之分野溫病雖不傳少陽而亦有牽連少陽者即
吴又可游溢少陽之說也故滿而不痛者膜原之邪尚未傳
變宜達原飲加柴胡痛而不滿者溫邪分布少陽宜小柴胡合
達原飲滿痛並作者左屬血右屬痰与氣血則着痛痰与
氣痛皆無常所而有聚散當審其有無下證無下證小
柴胡加減有下證大柴胡加減若屢經汗下而脇痛更甚

小腸由胃下口環繞至少腹橫接大腸大腸上迴由少腹上右腋中迴過胃底下迴下左腋環繞●後以接直腸而醫有圓闊之目知臟腑部位

者霍也氣霍者必嘔利香胡三白湯血霍者必煩熱譫流損歸等湯然呼十中之一二耳又按腸痛與胸腹痛不同腸腹壁之衝衝塞不能久腸則壁之僻養塞則顛閉治者其知之乎

腹滿痛

腹者胃與二腸所聚昨胸膈多泄甚香多黃蓍耶　不痛

高邪、已傳胃但屬主氣分屬水穀未結宜小承氣湯痛而不滿屬邪主血分屬水穀燥結調胃承氣湯滿痛並作為痞滿主氣燥實主血大實大熱之證大承氣湯與其大異也他如陰霍者用蘊胃承氣補瀉兩施用黃龍飲夾斑疹諸犀角地黃燥熱甚　三黃解毒則又當隨證化裁矣

少腹滿痛

少腹乃小腸膀胱及厥陰肝經分界滿痛者熱邪結于下焦也初起少腹滿而不痛者濕勝氣滯也枳殼赤苓蒼朮烏藥茴痛而不滿者手不可近熱傷厥陰血分也黄芩赤芍山梔以清之佐柴胡以升厥陰之氣萆薢引陰莖及地膚夾纏加秦艽即愈不論初終當視其前後小水不利蓄水也豬苓導赤等湯治之大便不利有燥屎也三承氣選用小便利而大便色黑者蓄血也桃仁承氣湯又按滿痛而有硬塊不可按者屬燥屎滿痛如鼓不可按而却無塊者屬溺蓄脬中滿痛拒按而軟者屬蓄血以此辨之更了然矣

自利

時疫自利皆熱証也其所利之物与寒冷有別冷利之色淡白熱利之色正黃甚有深黃醬色者冷利稀薄熱利稠粘寒冷利散而不臭熱利臭而多沫寒冷易出熱利努圊冷利緩熱利暴注下迫而裏急此辨瘟病熱利与諸冷利之大概也時疫初起有手足厥冷惡寒嘔吐腹痛自利皆生似太陰寒証辨其為疫只在口中穢氣作粘舌上白苔粗厚小便黃神情煩躁即可知其非寒中太陰是時疫發于太陰也此時若誤用溫中藥轉見四肢逆冷手足青紫而死不可不細察也初起形寒發熱自利達原飲加解肌藥自利兼嘔藿香正氣散自利

身熱口苦咽乾黄芩湯傳裏舌黄譫語自利并按其心下至少腹有硬痛處与大承氣湯無硬痛處小承氣小陷胸大柴胡選用務存下其熱不必拘其結也自利小便不利腹滿而硬塊全無時作腸鳴者熱在小腸膀胱當水也四苓散猪苓湯選用若屢經清下無書裏証自利色淡而貭薄漸至清穀脉微細者六君子湯又當到用也

便血

時疫便血熱邪流入也當辨其血色鮮红者清熱為主黄芩湯犀角地黄湯紫黯成塊下者逐瘀為主桃仁承氣湯然須按腹腸有痛處用之乃確若便血散而無以助晦而不明

凡痢疫初起，此宜先用倉廪湯，特舉其陰，喻氏所謂逆流挽舟也。苦寒攻下，慎勿早投。

久泄水者，脾胃虛而臟腑傷也，歸脾湯加烏梅。便血之後多止，陰虛神昏耳聾，舌無苔而燥，身痛不可轉側之類，皆是生脈、六味增液加阿膠，峻補其陰，然多不治也。

便膿血

与田垂痢条参看

溫疫便膿血與便血有燥濕之分，便血屬燥熱，涼潤為主；便膿血屬濕熱。初起頭疼黃熱，便膿血者，即古所謂疫痢是也。倉廪湯但解其表，不必治膿血，表解則膿血自減，決不可早施清裏攻下之劑，即分利清涼亦所當慎。蓋邪方在表，慢用清裏，邪即內陷，流入陰分，即難治矣。溫疫一見便膿血，則頻滑之勢尚緩，蓋熱隨利減也。所以苦寒之品不可浪用，表解之後傳爲入裏煩渴譫妄而便膿血者黄芩湯葛根芩連湯加減治之其裏急後重腹中拒按者梹榔順氣湯屢經攻下而便膿血滑利者當以調氣養血為主

大便通塞四條

協熱下利者其人大便素不調令邪氣忽乘于胃一如平素泄瀉稀糞而色不敗但焦黄而已此伏邪傳裏不能稽留于胃至午後潮熱便下利子後熱退下利減若潮熱未除利不止者小承氣徹其餘邪利自止熱結旁流者以胃家實內熱壅閉先大便閉結續得下利純臭水全然無糞日三四度或十數度宜大承氣湯得結糞而利立止不得結糞仍下利臭水乃大腸邪盛失

其传送之職知邪猶在也宜更下之大便闭结若温邪传裏内熱壅鬱宿糞不行蒸而爲结腹脹硬痛大承氣湯下之结糞一行瘀热自除病根始拔大腸膠闭者其人平素大便不實今遇温病传裏但蒸作極臭之物如敗醬粘膠然至死不结愈蒸愈闭以至胃氣不能下行温邪無路而出不下即死但得粘膠一去下証自除霍然而愈但此証須用磨蕩不能一下即净協熱下利有热無结熱结旁流有热有结大便闭结熱重结重大腸膠闭多是暑湿蕴蓄而成治宜熟大黄合元明粉磨蕩緩通

大便闭下之不通 補前論四條所未備

温病邪從裏發，每每發表而不得汗，必待裏氣通而後表始得汗。所以大便一閉，無所苦者，下猶可緩；有所苦者，如心腹脹痛之類，即有表證，亦當下之，大柴胡兩解最穩。若下之不通，必有夾邪，前論五條詳言之矣。外又有夾水、夾氣二證。夾水者，水在腸中，則不下而自利，且舌白而心下按之作響，雖用承氣，不能下行，當用半夏、茯苓、蒼朮先消其水，而後下之。夾氣者，氣滯胸膈，上逆而不下降，胸腹串痛而脈沉，當以檳榔、厚朴、蘇子、萊菔子、陳皮先順其氣而後下之。又有燥屎結於大腸下口，藥力不到，當用蜜煎、豬膽汁導之。又有攻補難施者，內服增液湯，借水行舟，亦最穩。

水天一氣會為水源譬如注水之瓶上竅閉塞則下竅點滴不通往往有閉結硬大便燥硬而即閉者難症中有閉升麻而閉者上閉則下達清升則濁降也

小便不利

温病初起主表時頭痛發熱小便不利者表邪壅遏熱入膀胱也宜辛開肺氣解肌藥合四苓〻蓋元東垣云小便不利而渴者熱在上焦治當清滲小便不利而不渴者熱在下焦治當苦寒〻又一法也傳裏大便閉而小便不通者如注水之瓶閉其後竅則前竅不能涓滴即此義也當先通其大便大便通小便自利所謂欲求南風須開北牖也若屬經汗下大便利而小便不利者陰竭也爲難治知柏地黄之類主脉六味皆可並多至少腹如鼓而不救也凡小便不利日久下閉不通必反于上往往有嘔吐呃逆點滴不能下咽至湯藥

不進者當用敷臍法大田螺一枚搗爛入麝香三厘敷臍上帛束之即通一見點滴即受湯藥古法有用葱熨及井底泥敷少腹俱可參用但不宜于陰竭之虛人耳

小便多

温病未下前小便多者係熱也色必黄赤必煩渴喜飲有下証者下之無下証者清之既下後小便多者屬虛氣虛者不喜飲益氣為主血虛者喜飲養陰為主

熱侵膀胱

熱侵膀胱者其邪在胃胃熱灼于下焦在膀胱但有熱而無邪惟令小便赤色而已其治在胃

邪結膀胱

邪結膀胱者，乃溫邪分佈，留注下焦膀胱，實有之邪。不止于熱也。在於氣分，小便膠濁；在于血分，溺血蓄血。留邪必出小便，數急，膀胱不約，小便自遺，膀胱熱結，小便閉塞。然邪從胃家來，必治胃兼治膀胱。若純治膀胱，胃氣愈鬱，援入膀胱，有閉結而死者矣。若腸胃無邪，獨小便急數，或白如馬溺濁也，養陰清熱為治，慎勿用豬苓湯淡滲。

蓄血

蓄血一證，不論傷寒溫病，皆因失下所致。邪熱久羈，血為熱搏，留于經絡，敗為紫血；溢于腸胃，腐為黑血。其有腸胃蓄血者，大便反易，糞黑如漆，少腹硬痛，結糞得瘀而潤下，然結糞雖行，真元已敗，多至危殆。其或喜笑如狂者，此胃熱波及血分，血乃心之屬，血中留熱，延蔓心家，宜其有是證矣。何從胃治？治以清心。又有膀胱蓄血者，小便自利，其色多黑，少腹硬痛，或其人如狂，以上二者，皆至夜獨熱，以血屬陰故也。治法兼邪與瘀，血未行者，宜桃仁承氣合犀角地黄下之；已行者，蓋邪與瘀血皆盡，但此血過多，餘熱尚存，生地黄湯調之。再按傷寒膀胱蓄血者多，以其太陽病解，從經傳腑，熱留膀胱故也。温病腸胃蓄血者多，以其原無太陽表證，而惟有胃實證也。然亦有膀胱蓄血者，亦胃家邪熱太甚，下注膀胱，或因

過利膀胱引邪下陷耳司命者其知之

遺尿

溫病初起遺尿者熱盛于表裏爲之不守又神昏于上不自知其下部之出入也此證不可下誤下則表邪内陷故額上生汗手足逆冷死不可汗汗之愈增其熱設心憒憒反作譫語惟以白虎湯清其在表浮越之熱若别有燥結硬痛者白虎湯加大黄下之又有神智昏沉兩目直視而遺尿者腎絶也不治

囊縮

溫病囊縮乃熱入厥陰肝經也其時必厥逆脈沉有似陰證

但陰証囊縮陰莖痿縮或全縮入腹小便清少腹牽引痛甚而不滿喜溫按多自利神清不煩溫病囊縮陰莖必常小便赤少腹滿而硬痛拒按大便秘煩而神昏有結有熱則下有熱無結則清熱退而囊自縱矣

多言

溫病多言者譫語之漸也夫言為心聲多言乃邪熱蒸心所致治同譫語

譫語 附神靈語譫氣奪不語二條

譫語者熱蒸心也然有經熱蒸心而譫語者表証多有之脉浮大頭疼發熱舌白者是銀翹散主之有腸熱蒸心而

譫語者脉洪身熱汗出熱渴者黄胸中無結者是白虎湯黄芩湯主之有痰熱結聚中上二焦而譫語者脉弦滑胸痛及心下痛拒按者是小陷胸大柴胡選用有胃熱蒸心而譫語者脉沈而實小舌黄及黑及燥及芒刺腹滿拒按者是三承氣選用有熱入血分而蓄血血熱蒸心而譫語者脉沈結或濇心下至少腹凡有痛處拒按而軟者是犀角地黄湯桃仁承氣湯抵當湯選用有熱入小腸膀胱蓄血之熱上蒸心而譫語者脉數少腹滿小便不利者是猪苓湯主之以上皆實証譫語也更有神虚譫語者汗清下後二便清利胸腹無阻滯六脉虚散結代微弱此邪氣去元神未復陰陽兩虚神無所依也

清燥養榮湯、生脈散、六味地黃湯、安神養血湯選用。又有氣奪不語者，下泄氣血兩虛，神思不清，惟向床裏睡，似寐非寐，似寤非寤，呼之不應，此正氣脫也。凡見此證，表裏無熱者，宜人參養榮湯。能食者，自然虛回而前證自除；設不食者，正氣愈奪，虛證轉加，治當峻補。

狂

附虛煩似狂一條　狂汗見表證條內

溫病發狂者，譫語之甚者也，亦邪熱熾心所致，治同譫語。更有虛煩似狂者，坐臥不安，手足不定，六脈不甚顯，尺脈不至，此平時斲喪根源，虧損正不勝邪，元氣不能主持，故煩躁不安，循衣摸床，撮空撚指，固非狂證，其危有甚于狂也，速宜

峻補補不及每死此証者裏無大熱下証不備每庶几可生譬如城郭空虛雖殘冦亦能直入戰不可守不可其危可知

善忘

溫病善忘每蓄血所致也蓄血在上焦脈芤胸前及心下必痛拒按而軟犀角地黃湯主之蓄血在中焦脈或芤或弦或濇兩脇及臍上必有痛處拒按而軟桃仁承氣湯主之蓄血在下焦脈多沈結臍下至少腹必有痛處拒按而軟桃仁承氣湯抵當湯主之善忘為蓄血主証並必驗之大小便糞雖硬反易其色必黑小便自利方為蓄血之的候

昏沉

温病昏沉熱入至深極險候也蓋熱初蒸心經則心神不安多夢囈醒時自清蒸心經漸深則心神漸煩多言所言皆日用尋常之事無糊塗語蒸及心包則精神間有昏憒矣言間有糊塗語迨蒸心包漸深則心神昏憒居多多言妄見疑鬼疑神然猶有省人事語也至邪熱直入心臟則昏沉全不省人事矣治法非犀角羚羊角牛黄至寶莫能鮮也然更當觀其兼證如胸滿舌白係兼痰氣加姜貝二陳于前藥中兼表證加承氣于前藥中兼蓄血加桃仁丹皮赤芍鬱金于前藥中此其大法也更有汗清下後表裏無熱胸腹無阻二便清利而神情由倦而漸昏由昏而漸沉乃大虚之危證大劑

生脉散加桂附急救阴阳犹亦不远矣

循衣摸床撮空撚指

温病循衣摸床撮空撚指，身热甚，神昏而四肢实也。当察其舌与胸腹，舌上无苔，胸腹不拒按，为有热无结，犀角地黄加黄连主之；舌苔厚而黄黑燥裂，及胸腹拒按，为有热有结，三承气选用。更有汗下后，表里无邪，而见此证者，阴虚阳亢也，安神养血汤、定风珠主之。

多睡

温疫初起，身重多睡者，热邪阻滞经脉也，抑湿邪重也。无汗湿重，三仁汤；汗多热重，银翘散、白虎汤。属经汗下后，表

裏熱愈甚二便俱利而身重多睡者陰傷也大劑養陰失治即危更有平素脾虛多痰一感溫病必更嗜睡宜加理脾消痰之品如二陳湯是也

體厥

陽證陰脉身冷如冰為體厥溫病初起往往有身冷自利腹痛作嘔全似陰證然其氣多屍味色多油垢舌多厚白苔神多煩躁小便黃短數有一二現證便是疫邪直傳太陰先裏後表無嘔利神术散正氣散無嘔利達原飲服一二貼而發熱矣傳裏發熱之後譫妄昏沈舌燥腹滿大便秘小便赤而身冷者先表後裏證承氣湯下之下後脈至厥回往往此陰

而死矣屢經汗下者裏無邪舌上無苔二便自和而脈微身冷無此攻伐太過而成脫絕也急宜溫補稍緩即死生脈散加耆朮歸芍平補陰陽冷甚加熟附子亦可

呃逆

傷寒呃逆虛實寒熱皆有溫病呃逆惟熱結下焦而已凡見呃逆即當下之有硬痛拒按下至數次裏結解而呃方止者慎不可用丁香柿蒂湯治呃逆而遺熱結致成危證也

吐蚘

傷寒吐蚘多寒熱錯雜溫病吐蚘則有熱無寒矣治法一以傳疫之大勢為主惟加烏梅黃連以安之慎勿用烏梅圓

中誤辛熱藥致成危篤也

藥煩

應下失下真氣虧微不能勝藥及投承氣下咽少頃額上汗出髮根燥痒邪火上炎手足厥逆冷甚則振戰心煩坐臥不安如狂之狀名為藥煩凡遇此証急投薑湯即已或加薑棗煎服

停藥

服承氣藥停膈上不下或半日仍吐原藥此因病久失下中氣大虧不能運藥名為停藥乃天元幾絕大凶之兆也或其人脾胃虛寒或藥性偏寒亦致吐出宜生姜以和藥性或加人參以助胃氣更有邪實病重劑輕亦令不行但不停膈上亦不吐原藥不可不辨

五兼證

凡言兼者溫邪兼他病二邪自外入者也

兼風 見風溫

兼暑 見暑溫

兼瘧 見溫瘧

兼寒

兼寒者初起一二日頭疼身痛惡寒發熱悉無以辨惟溫病脈多款散而不浮兼寒則浮緊溫病多汗兼寒則無汗亦異于單受寒者單受寒則舌上無苔即有苔亦薄溫病兼寒則舌苔厚白單受寒則神清溫病兼寒必有煩躁口苦口臭等證既辨其證尤當辨其熱重熱輕溫重寒輕者煩躁證多惡寒無汗證少

達原飲加荊防蘇葉治之寒重溫輕者惡寒無汗證多煩躁證少敗毒散治之此證若治寒遠溫必有斑黄狂衄之變治溫遠寒必有嘔利痞滿之憂然此皆為初起一二日言之也若日久則溫邪勃發寒化為熱則惟以治疫之法治之而已

熱痢

溫病夾痢最為危急蓋以溫病為胃家事邪既傳胃必從下解溫邪不能自出必借大腸之氣傳送而下其病方愈夫痢大腸病也大腸既病失其傳送之職延糞不行純乎下痢膿血又何能與胃載毒而出乎毒氣羈留敗壞真氣在胃一日有一日之害一時有一時之害耗氣搏血神脱氣盡而死凡遇溫病夾痢者至痢尤為

此數行爲治痢要言

吃緊温病直痢表裏皆病若先清其裏裏氣虛寒表邪即陷往往增其煩躁沉困重者遂至嘔逆噤口懷而危矣所以古人於積痢初起專主倉廩湯先解其表俟表證解後裏熱證甚方可議清劑下不但香連承氣寒涼攻下宜緩即淡滲之劑亦宜緩投于表証未解之先也推之一切痢証微惡身熱即宜慎用苦寒淡滲固之義早必增嘔逆此屢驗不爽者惟敗毒散最宜温病直痢其熱勢多緩蓋由痢疾是温陽中之陰錯如充陽旦營養之熱有所疏泄故也若温毒太重驟發下純紅純紫惡血或直見舌絳譫妄諸裏証則黄連大黄又直急用不可拘此論矣此吴又可治温痢而急所以立檳芍順氣湯也

十夾證 凡言夾者溫邪夾內病內外夾雜者也

夾痰水

飲入于胃經蒸變而稠濁者爲痰未經蒸變而清稀者爲水痰飲作熱水飲作冷夾痰者脈證治法無甚參差但宜加薑貝溫膽之類熱痰甚則加竹瀝薑汁竺黄膽星牛黄之類夾水者脈證治法皆不能同溫病脈多數夾水在胸膈其脈多緩甚則弦遲溫病傳裏舌即黏黄黏燥黏黑夾水在胸膈雖煩躁譫妄昏沉諸證備具而舌色白潤間有黏黄黑者亦必仍有白苔或滿舌黄黑半邊夾一二條白色或舌尖舌本俱黄中夾一段白色溫病胸滿心下硬痛手不可按夾水在胸膈心下雖

夾水證心中雖熱覺有熱

水在心中者然且常心悸此水邪上凌心火之象宜辛淡藥治之

滿痛按之則軟略加揉按則漉漉有聲此腸胃証聚水之辨也溫病見聚水脉証雖有表不宜純用辛涼純用辛涼則表必不解而轉見沉困有裏証不可遽用苦寒早用苦寒必轉加昏憒此寒涼太過助彼水氣鬱遏熱邪陽氣受困也宜于解肌清裏藥中加辛燥利氣利水之品以袪水氣進水氣去鬱遏散此淺誤涼誤攻則無不致矣燥濕則薏仁蔻仁半夏蒼朮利水則通草澤瀉利氣則萊菔草果木香溫病往往投承氣白虎不效偶用辛溫藥穫效並逆相訟為清熱之非不知熱邪乃其本病夾邪乃其雜氣也

夾食

溫病夾食者最多而有食入腸胃食填膈上之不同入腸胃者則為陽明腑証治法備于承氣湯中惟食填胸膈往往有脉沉手足冷者誤認三陰投以溫劑亦無一毫熱渴昔見但煩躁倍增甚則一二日即死蓋胸中乃陰陽升降之路食填則氣閉氣閉則熱氣併附于下故上無口渴証誤溫則熱入于內愈入愈深故外無昔熱証凡遇氣色舌脉神辨似為疫而遇脉沉手足冷即當細詢其胸膈若痞塞滿痛即是夾食再辨其舌苔白厚而微兼淡黃蓋為食填膈上之明驗于治疫藥中加枳桔青皮萊菔麥麴甚則用吐法以宣之使胸膈開而陽氣宣達然後熱証自見照証施治若食已入胃脘腐化則

先用攻下去其宿食然後治温亦無悞矣

夾欝

温病夾氣欝者初起証悉同但脉多沈手足冷嘔逆胸滿頗類夾食惟胸脇串痛可按以其為無物也治法宜宣通其欝著不舒欝而徒解肌則裏氣不能外達而難于徹汗遂用清下則上氣不宣多致痞逆惟于解肌藥中加蘇梗陳皮木香香附以宣其氣則表易解于清裏藥中加大貝母五六錢以舒其欝則裏易和矣

夾血

温病夾血者今有內傷停瘀復感温病初起表証悉具而

脉或芤或濇胸腹脇肋四肢痛不可按而软者即是夹血症驗其芤濇非陽証見陰脈乃表証見裏脈也治法必兼消瘀如鬱金赤芍红花桃仁是也

夹脾虚

温病夹脾虚最為難治盖温病必以汗下而得解脾虚者表不能作汗裏不任攻下或以汗矣而氣随汗脱以下矣而氣從下脱治此等証汗勿強汗解肌必兼養正如人参敗毒散是也下勿輕下攻裏必兼固氣生津如黄龍飲是也其見証無大分别惟脉不任尋按然温邪方張之時熱蒸氣散脉亦有虚软無力者不可泥也必合氣色神情脉

証心相參如面色痿黄神情倦怠氣息微促及心悸耳鳴平日納穀少者皆脾虛中氣不振之象又須通體合參如通体皆見有餘實象而獨見一二虛象則虛象反為吃緊通体見虛象而獨見一二實証則實証又為吃緊矣虛實関頭不可不察也

夹腎虛

温病夹腎虛者尤為難治蓋温病最善傷陰腎虛者温邪直入少陰煎熬陰液故舌絳而反無苔口燥而反不渴尚覺煩躁而外反不熱神志驚惶不知所若然腎虛之中又有陰陽之別腎陽虛者真火不足一經汗下則陽氣脱絶矣腎陰虛者真水

不足一經汗下則陰液枯竭矣脈絕則暴死其時甚速枯竭則漸此為日稍遲脫絕多由于汗此枯竭必待其陰涸見幾不早遠人夭殃可勝慨哉凡遇此證在表時見腰痛矣常小便頻數膝脛冷軟其人平日非有淋濁陽痿即係遺洩好色須早詢明表藥仿參蘇散之意陽虛加杜仲陰虛加知母入裏當下必以黃龍湯護胃承氣湯為主當清必以人參白虎湯為主或屢清下而熱更甚舌干燥而無苔或有黑苔愈清而愈長或有燥苔愈下而愈燥此腎虛之象察其陽明無實邪當從腎虛治以六味地黃湯易生地王太僕所謂寒之不寒責其無水壯水之主以制陽光者也或仍不效則合生脈散以

滋水之上源增液清燥定風珠等湯皆可選用但藥味必以兩計湯藥必以斗計乃有濟耳若夫直脾胃敗證如嘔呃泄瀉之類則陰藥難用恐百難救一矣

夾亡血

溫病亡血有三其一未病之先素亡血而陰虛一受溫邪亡陰最易用藥必須步步顧定營血其二當受病之時忽然吐衄女子崩漏甚至血暈昏厥勢甚危急病家醫家往往忽其客邪汲汲止血清涼滋補多至危殆不知血由溫邪所逼惟當治溫溫邪解而血自止若脫血太甚而氣欲絶者加人參以固中氣可也其三溫邪大張之際蓄血便血等證見前各條

夾疝

溫邪夾疝，其睾囊少腹引痛。金匱疝證，以氣色舌脉神辨之。一有溫邪，但治溫而疝自消，稍佐治疝藥亦可。若依常疝治之，用吳萸、桂附、茴香，輕者爲囊癰，重者爲呃逆、喘厥、昏沉而死矣。但既夾疝氣，而用藥又不宜涼，治者審之。

夾心胃痛

溫病夾心胃痛者，察其爲溫，便于達原飲加木香、鬱金、廣皮，以開鬱。使溫邪達發于表而痛自已。若誤認平常心胃痛而用桂附姜萸，必致危殆。

夾哮喘

咳喘乃肺家素有湿痰一受温邪必致发黄但于治温邪方中酌加杏仁桑皮蒌子二陈而并解之

四损不可正治　四损由人事在暂时

大劳大欲大病久病后为四损血气两伤阴阳并竭复感温邪正虚则邪入愈深邪深则传化难出汗下则伤正补助则替邪实为难治治法有补泻并施者有先补后泻者有先泻后补者询明来证对酌施治大凡周身俱见大实大热之证而一二处微见虚象则吃紧照顾其虚周身俱见虚象而一二处独见实证则吃紧斡旋其实此治病之权衡也又有汗之而表证愈增如头疼身痛更甚之类清下而里证愈增如烦渴痞满更甚

之類此大虛有盛候也急宜補之既辨其証當詳其脉凡遇脉浮候盛大者須謹察其沈候有無力處六部脉皆盛者須謹察其一部有獨無力處果得其一部一候之真無力便可略其諸部診候之極有餘此景岳所謂操獨見也

四不足不可正治 四不足由天稟在平素

四不足者氣血陰陽也氣不足者氣不足以息言不足以聽感邪雖重反無脹滿痞塞之証縱宜宣伐必佐以益氣為主誤用承氣其証轉劇以正氣愈損邪氣愈伏也血不足者面色痿黃唇口刮白感邪雖重面目反無陽色縱宜攻利必佐以養血為主誤用承氣是速其死以營血愈消邪氣愈入也真陽

不足者或四肢厥逆或下利清穀肢体惡寒口鼻氣冷恒多泄瀉五夜益甚感邪雖重反無煩熱燥渴者刻著証縱欲攻下必須補瀉兼施誤用承氣陽氣愈消陰凝不化輕則漸加委頓重則下咽立斃真陰不足者五液乾枯肌膚甲錯感邪雖重應汗無汗應厥不厥縱宜攻利必先養陰或增液承氣並用誤用承氣津液枯竭邪氣澁滯無能輸泄矣以上四不足並上四損皆要養正祛邪兼除加減隨爲進退邪去而正不傷方爲善治

三復

三復者勞復食復自復也勞復者大病後因勞碌而復也

不必大費氣力即梳洗沐浴多言妄動亦能致復復則復熱壅甚熱甚壅微熱微諸證復起惟脉不沉實爲辨輕者靜養自愈重者必大補氣血待其表裏融和方愈誤用攻下清涼必致不救安神養血湯主之食復者飲食所傷也舌苔必復黄或吞酸噯腐或心腹滿悶而加熱輕則穀麴二陳和即愈重則消導方愈自復者餘邪未盡也須滌其餘邪有復至再三者必查四損四不足證參看本條加減進退之法治之即欲攻下亦宜審慎以其氣血皆虛非初病可比也

易愈生證

易愈之證取于神則神清取于色則色澤取于聲則音長

取于体則身輕取于皮則膚潤取于脉則脉和緩取于証則裏証除既有如是之生証而七八日間忽然口噤不語煩躁甚六脉停伏此乃邪正交爭戰汗之候將愈之兆也若止戰而無汗或汗出不以仍然口噤昏躁則又正不勝邪大凶之兆也

陽病必至七日而愈陰病必至六日而愈以陽病得火大數七陰病得水水數六耳故温病至七日邪已傳足如身微熱面有黄色手足微温精神清爽裏証已除雖有汗然大熱汗出此邪氣退表即解之候也如身熱不已昏沈煩躁此又邪氣勝正陰極成熱乃必死之候

難治死証五條

温病死状百端大纲不越五條在上焦有二一曰肺之化源绝者死盖邪火克金逼迫血液上走清道須急清血分之熱而救水救水即所以救金也若吐粉红水非血非液實血与液交迫而出成燎原之勢化源速绝矣又有血從上溢脉七八至以上面見黑色火極而似水亦燎原之勢莫制下焦津液虧極不能上濟君火君火与温邪合德肺金其何以堪故死不治二曰邪入心臟昏沈不語不省人事心神内閉内閉外脱者死在中焦有二一曰陽明太實土克水者死二曰脾鬱發黄黄極則諸竅閉塞者死在下焦無非邪熱深入消爍津液涸盡而死也在上中焦者其死速在下焦者其死遲

五臓绝象

狂言直視小便遺失者腎绝也神昏直視搖頭形萎煙熏者心绝也脉但浮無胃汗出如油喘息不休者肺绝也大小腸痛極者亦爲肺绝蓋小腸爲心腑大腸爲肺腑火克金而肺腑绝也唇吻青面青爪甲青黑四肢冷汗舌卷囊缩不省人事者肝绝也大便似死血甚黑腸滑自利水穀不化食葉直下環口黧黑唇反者脾绝也

脉绝

雜病以弦爲陰傷寒温病亦以弦爲陰雜病以緩爲弱傷寒温病以緩爲和汗後脉静神清者生乃正氣來復也躁亂身

熱者死乃邪氣勝也汗时神昏汗出不收脉来歇止者死乃正氣欲脱也純弦之脉名曰負負者死按之解索名曰陰陽離離者死陰病見陽脉者生陽病見陰脉者死大熱不止脉羡失神者死

温病二三日頭痛腹滿脉直而疾者八日死

温病四五日身热腹滿而吐脉来细而弦强者十二日死

温病八九日利不止心下坚脉不鼓时或大者十七日死

温病身大热心下滿脉来沉濇细小代散足冷者死

温病脉伏忽然暴出按之歇止者死

六绝脉歌

雀啄連來四五啄屋漏滴刻一點落彈石硬來尋即散搭手散亂真解索魚翔似有又似無蝦遊靜中忽一躍寄語醫家仔細看六脈一見休下藥

目見死狀

目開見人者屬陽目閉不欲見人者屬陰目昏不識人者死目反上視者死目直視目邪視目環視目睛正圓戴眼反折眼胞陷下者死

除中

凡厥逆下利多不能食反能食者名曰除中中胃也除去也謂胃氣已去即能食亦無補于胃也故仲景曰除中者死凡

詳病久不能食忽然大能食而即死者亦此義也

遺證 房癆治不盡書詳

房勞復陰陽易

男女新愈交接因而得病名曰房勞復男女新愈交接病男得不病之女病女得不病之男名曰陰陽易其證少腹急痛牽引陰中頭重不舉身重少氣頭目眩暈四肢拘攣熱氣衝胸治法燒裩散男以女之裩襠女以男之裩襠燒灰白湯送服日三服之即愈脈虛肢冷者人參三白湯調燒裩散又按房勞復卵縮入腹脈見離經者死陰陽易舌出數寸者死

瘥後發腫

溫病愈後面目肢体浮腫有三有食滞中宫者乃病後脾胃大虛不能消穀病者胃中枯燥偏於多食食停心下膈上則水不以上輸于肺肺亦不能通調水道下輸膀胱故溢于肢体而爲浮腫其證心下膈上有硬痛変爲辨之平胃散加枳壳焦查神麯麦芽萊菔子治之有水停心下者乃脾虛不能消水也其證心腹無硬痛但小便不利也五苓散主之有氣復未歸者吳又可所謂病後氣復血未復氣無所归故作腫也別無腹中不和小便不利等證不可治腫調其飲食節其勞役靜養自愈

痧後遺毒發頤

溫病汗下不徹餘邪結在耳後一寸二三分或兩耳下俱硬腫者名曰發頤乃餘熱留于營血也治以解毒清熱活血散結爲主銀翹敗毒散普濟消毒飲治之緩則成膿不出而牙關不開咽喉不利多不能食而死毒內陷而復舌捲神昏亦死出膿後氣虛血脫亦死故宜早治也發在耳後柴胡川芎爲君又在項下葛根爲君在項下或巔頂加羌防此證不可輕補于未潰之先補早必成膿尤不可純用寒涼于將發之際恐閉遏而毒不得發故必兼疏散爲要外治以蔥水時時浴之耳

按耳後方圓一寸皆屬于腎蓋以久熱傷陰少陰少陽靈

火上冲以致耳項腮頰腫痛疏散之後以滋陰化痰散鬱和肝而腫自消如細生地麦冬貝母蛤殼海浮石鬱金赤芍連翹甘桔之類略佐青皮柴胡是已如發腫有膿不消或已破或未破内托消毒散加銀花甘草主之詳見外科再按頭毒一証蓋其人陽氣素盛則高腫焮紅疼痛易于成膿爲順或其人陽氣素虛或服涼藥過多遏鬱毒熱伏藏在裏内攻神昏外毒漫腫肉色不變木硬不疼則命必危也再按毒伏未發之前往往似三陰亡陽之証脉隱不見冷汗淋漓肢冷如冰但身輕目睛了了煩渴不大便指甲紅紫爲異此發毒之象臨治不可忽也

痘後發瘡

溫病汗下不徹餘毒淫于肌肉而發瘡名曰碗豆瘡治法以活血清熱為主如歸尾赤芍細生地苦參連翹防風銀花生甘草之類外用赤小豆青黛黃柏為末調雞子清猪膽汁敷瘡上最效勿動其靨待其自脫若痘後小便澁有血名內外瘡亦皆有靨若黑靨不出臟者死宜黃連解毒湯加生地歸尾赤芍連翹木通滑石牛膝扁蓄琥珀草稍之類治之

痘後身癢

風熱盛身癢者熱無汗口燥舌乾大小便秘澀者宜防風通聖散血虛身癢者宜四物湯加白蒺藜防風若無汗皮中

如蟲行者胃主肌肉陽明久虛也宜朮附湯黃芪建中湯

瘥後發痿

溫病愈後四肢不能動移者熱傷筋脉也人參養榮湯主之輕者調理自愈

瘥後索澤

溫病愈後身體枯瘦皮膚甲錯者熱傷其陰也養榮湯主之

瘥後發蒸

溫病愈後有發骨蒸如勞瘵者乃餘邪留于陰分也不可以其羸瘦而遽用虛損門治法必察其六腑有結邪則去其結邪次察其經絡有壅塞則通其壅塞次察其氣道有痰涎則利其

痰涎，此吳氏所以立三甲散也。若數者俱無，並以清熱養陰為主。

病愈结存

温病下後，脈證俱平，胸中有塊，按之則疼，自覺有所阻而膨脹，或時有升降之氣，往來不利，常作蛙聲，此邪氣已去，宿结尚存也。此不可攻，攻之徒損元氣，氣虛益不能傳送，終無補于治。结須飲食漸進，津液流通，自能潤下也。嘗遇温病愈後食粥半月，结塊始下，堅黑如石。

下格

温病愈後，脈證俱平，大便二三旬不行，時時作嘔，飲食不進，此為下格，宜調胃承氣加生姜熱服，預下宿结及溏糞粘膠格其者嘔吐立止所謂欲求南風須開北牖是也嘔吐止慎勿驟補按此与痛愈結存彷彿彼則妙在往來作蛙聲故不嘔而能食此則嘔而不能食雖二者大便俱閉脉静身涼而一安一危者在乎氣通氣塞之間而已矣

婦人小兒

婦人温病

婦人温病与男子同惟经期產後温邪不入于胃乘勢而入血室厥陰為血室一名血海即衝任也故另有治法熱入血室之証晝日明了夜則發熱譫語妄見鬼狀治法兼和少陽以少陽与厥陰相表裏也謂宜少陽又當分前後虛實治之凡经水

適來因受病而止者必有瘀血察其腰脇少腹有牽引作痛
拒按者必以清熱消瘀爲主小柴胡加歸尾桃仁赤芍延胡索
清熱加生地丹皮無表證加薄荷豆豉荊芥凡經水適來受
病而仍自行者蓋病本未犯血室但治其室邪不必治其經血
熱隨血下而病自愈若有如結胸狀者血因邪結也胸脇並胃
無邪勿以譫語爲胃實而攻之當刺期門以通其結柴胡湯
主之仲景所謂勿犯胃氣及中上二焦必自愈者正指此證非謂
譫不因藥也凡經水適斷而受邪者血海空虛邪必乘虛而
陷入血海邪勝正虧經氣不振不能鼓散其邪最爲難治
且邪不從血泄何由而解與適來者有血虛血實之分宜柴胡

養榮湯。若是腰腸及少腹滿痛者，大柴胡湯加桃仁、赤芍，逐其血室之邪，始愈。

妊娠溫病

妊娠溫病，須治之于早，則熱不深入而傷胎。當汗當清之證，固宜速治；當下之證，尤不可遲。若因妊娠忌下、傷胎之說，因循遲誤，則胎受蒸而易墮。一見裏證，速宜攻下其熱，胎反安然。吾事蓋有病則病受之，內經所謂有故無殞者，于此見之。然歷驗不爽者，且妊婦胎囊，瘀熱腸胃間事也；胎附于脊，胃腸之外，子宮內事也。藥先到胃，瘀熱纔通，胎氣自固，用當其證，及是大黃為安胎之聖藥。但病衰七八，餘邪自愈，慎勿過劑耶三承氣皆可用惟芒硝當慎以其專主傷胎非大熱大實不可試也其有當下失下者為腹痛如錐腰痛如折此未墮欲墮之候雖投承氣但可愈疾而全母命保胎無及矣昧者以爲胎墮反歸咎于藥何哉又有舌青黑腰痛少腹下墜至急或產婦忽然寒戰其胎已死于腹中下之胎墮母猶可活十中二三不下則母無生理胎亦不能獨存矣

產後溫病

產後溫病不可輕用汗下初起惡寒發熱尤當辨明有惡露不盡惡寒發熱者必脇肋脹滿少腹有塊作痛有飲食停滯惡寒發熱者必噯氣作酸胸膈飽悶右關脈必緊有三

日蒸乳惡寒發熱者或乳間脹硬疼痛蓋果于氣色舌脈神辨之溫病或有先溫病病中產育者血海空虛溫邪易入血海治法初起惡露淡赤少腹中有塊作痛者生化湯稍加荊芥炭豆豉血虛者柴胡養榮湯加解肌藥此在表無汗時治法也若在半表半裏四物湯合小柴胡湯主之胸次痞悶者加枳殼焦查厚朴陳皮至于熱邪傳裏燥渴便秘而脈沉實熱甚譫語者輕則導滯重則四物湯加柴胡黃芩枳殼熟大黃下之至重者用石灰炒生大黃下之有瘀血者少腹有塊脹痛裏證又實桃仁承氣下之邪去七八即已慎勿過劑下後宜四物湯加炮薑少許或再加人參溫補氣血

總之產後氣血大虛，以壯實氣血為主，尤宜審其六氣之虛實，病邪之重輕，宜攻宜補，參除進退治之而已。再按病中產育，或邪熱搏胎而下，亦有病邪隨血下泄不治自愈者，亦有病邪乘虛入于血室，與熱入血室最為難治，柴胡養榮湯主之，勿拘上中二焦要藥。

小兒溫病

小兒溫病悉與大人同，而時見驚搐，類于驚風，誤治多死。但當按大人小其劑以治之，初起辛燥藥如薄荷荊芥穗之類，切勿多用。小兒不能言，遇當下證，既不知其讝妄，復難驗其舌苔，惟見唇赤而燥，小便赤，大便秘或黃臭水，心下至

少腹有脹硬要知其下證此幼科要訣也

老少異治

三春旱草得雨滋榮殘臘枯枝雖灌弗澤凡年高者最忌剝削設投承氣以一當十設用參朮十不抵一蓋老年營衛枯澀幾微之元氣易耗而難復也不比少年之氣血生機甚捷但以邪氣一除正氣隨復所以老年慎瀉少年慎補萬一有年高稟厚者亦不可孟浪少年稟薄者又當從權勿以常論

論承氣

熱邪傳裏上焦虛中焦痞滿者宜小承氣湯中下焦有堅結硬痛者宜大承氣湯取芒硝軟堅而潤燥病久失下雖有結

糞並多粘膠極臭惡物以芒硝則大黃有蕩滌之能更有大便雖通中結不解大黃不嫌者單用芒硝枳朴只取潤燥蕩滌不取攻下而中結化如敗絮而解又有中安痞滿惟存宿結而有瘀熱者調胃承氣湯間有不耐湯藥者或嘔或畏者當為細末蜜丸湯下

解後宜養陰忌投參朮

夫溫熱病也最易傷陰暴解之後餘焰尚在陰血未復大忌參芪白朮助其壅遏餘邪鬱伏不惟目下淹纏日後必發生異證或周身痛痺或四肢攣急或流火結痰或遍身瘡瘍或兩腿攢痛或勞嗽湧痰或氣毒流注或痰核穿漏

皆驟補之為害也凡有陰枯血燥者宜清燥養榮湯若平素多痰及其人肥盛者又恐有膩膈之弊莫如靜養節飲食為第一此淡者所謂勿藥為中醫也

用參有前後利害之不同

凡人參所忌者裏證耳邪在表者及半表半裏者投之不妨表有客邪者古方如參蘇散小柴胡湯敗毒散是也半表半裏者如久瘧挾虛用補中益氣不但無礙而且得效即使暴瘧邪氣正盛投之不當亦不至脹為無裏證也夫裏證不特指傷寒溫病傳胃而言至如雜證氣鬱血鬱火鬱濕鬱痰鬱食鬱之類皆為裏證投之即脹者蓋以實填

實也。今溫病下後挾虛，一投人參，精神爽慧，醫者病者皆以為得意，而恣意投之，則漸加壅閉，邪火復起，愈投愈壅矣。故前利後害之不同者有如此。

妄投破氣藥論

溫病心下脹滿，邪在裏也。若純用青皮、枳實、檳榔諸香燥破氣之品，冀其寬脹，殊不知正氣愈傷，津液愈耗，熱結愈固，邪氣無由而出，脹滿何由而消。治法非用小承氣勿愈。迨邪皆聚胃而為燥結之證，得大承氣一通而諸竅皆通矣。此治病之權衡也。彼承氣湯中用朴、實者，不過佐使云爾，其逐邪拔毒之功，俱在大黃一味也。

妄投補劑論

病後餘邪不除，淹纏日久，無不尪羸，庸醫望之，輒用補劑，殊不知無邪不病，邪氣去，正氣何患不復，今投補劑，邪氣益固，正氣日鬱，轉鬱轉熱，轉熱轉疲，轉疲轉補，轉補轉鬱，循環不已，乃至骨立而斃，豈不悲哉。

論石膏

石膏稟金氣，輕重能清熱，輕能解肌，為足陽明經藥，邪在陽明，肺受火制，故用辛寒以清肺氣，所以有白虎之名，肺主西方金也，若邪在膜原，尚未傳胃，用之太早，反逼鬱其邪不得外泄，若邪傳胃腑，治當攻下，徒用石膏無益，惟邪氣傳

表热势、散漫脉、息、浮洪大热大渴大汗方可用之以清在表在经之邪热发斑用之者以斑为肌肉间邪肌肉属阳明胃经故也

論黄連

黄連大苦大寒入心泻火非大邪深入者不可用也即火邪深入者亦不宜常用独用盖以苦先入心其化以燥多服愈化愈燥宋人以目为大户设立三黄汤久服竟至于瞎非化燥之明征乎尝见温病恣用苦寒津液干涸不救者甚多盖化气比本气更烈举世皆以苦能降火寒能泻热即如其说而温病之火热邪也黄连守而不走安能导邪外出乎况其为久服化燥之品乎

論生地

生地乃甘凉之品，最清血热，然其性阴柔粘腻，初起邪在表者不宜用，恐其遏邪故也。即初起阴虚剧者，舌绛无苔，口燥咽乾，有不得不用之势，亦须与解肌透邪药并用，始不壅遏，如大小羌活汤之类是也。同一生地而用各不同，小生地能清血络中邪，大生地凉血而兼补阴，故邪未除者用小生地，邪已除者用大生地，攻下药中用小，补阴药中用大，胃热甚者用鲜，以乾者凉而鲜者寒且滑而不腻耳。

温病合编卷三终

溫病合編卷四

遼東石壽棠芾南編次　男宗慶漢丞校字

列論溫毒證治

大頭天行論一

大頭溫者，天時之厲氣也。其毒先腫於鼻額，次腫於目，又次腫於耳，從耳至頭上，於腦後結塊則止，甚不散，必成膿。初起鼻額紅腫，以至兩目盛腫而不開，額上面部焮赤而腫者，屬陽明也。惡寒發熱，口乾舌燥，咽喉腫痛不利，上喘，脈來數大，不速治，十死八九。普濟消毒飲主之。如便實，加酒蒸大黃一二錢，緩緩通之。若發於耳之上下前後，並額角紅腫者，屬少陽，本方

加花粉便實亦加酒蒸大黃姜蚕于頭並腦頂項下及腦後
赤腫者屬太陽荊防敗毒散去人參加芩連甚者砭鍼刺之
治此證者宜先緩而後急先緩者踈散清熱消毒治之後急
者大便固結熱甚方以大黃下之拔去根毒此一定治法也俗云
大頭天行親戚不相訪問傳染多不救泰和間多有病此者曁
以承氣加藍根下之稍緩明日又投下之又緩終莫能愈漸至
危篤東垣視之曰身半以上天之氣也身半以下地之氣也此
邪熱客于心肺之間上攻頭目而為腫盛以承氣瀉胃中之實
熱是為誅伐無辜遂立普濟消毒飲全活甚衆

大頭天行論二

温毒者穢濁也凡地氣之穢未有不因少陽之氣而能上升者春夏地氣發泄故多有是証秋冬地氣間有不藏之時亦或有是証人身之少陰素虛不能上濟少陽少陽升騰莫制亦多成是証小兒純陽火多陰未充復亦多有是証耳前耳後頰前腫者皆少陽經脈所過之地頰車不獨屬陽明經穴也腫甚耳聾者兩少陽之脈皆入耳中火有餘則清竅閉也治法總不能出東垣普濟消毒飲之外妙在以涼膈散爲主而加化清氣之馬勃殭蠶銀花得輕可去實之妙再加元參牛蒡板藍根敗毒而利肺氣補腎水以上濟邪火去柴胡升麻者以升騰飛越太過之病不當再用升也說者

謂其引經之甚美矣凡藥不能直至本經者方用引經之方咽喉係經藥總走上焦開天氣肅肺氣豈須用升柴直升經氣耶苦黃連者以其為寒藥也初起病未至中焦不可先用寒藥恐犯中焦也三四日寒熱甚者加之大便結者攻之神昏譫語者加牛黃總之詳究三焦施治則中的矣

論大頭天行順險逆三條

初起寒熱交作頭面一處作腫紅赤焮熱疼痛者順初起寒多熱少頭面耳項俱腫狀如水晶不熱者險已成漫腫無頭牙關緊閉湯藥不入聲音不出者逆

捻頸瘟

捻頸温者喉痺失音頸大腹脹如蝦蟆者是也經曰一陰一陽結謂之喉痺盖少陰少陽之脉皆循喉嚨少陰主君火少陽主相火相済為災也治法同前用普済消毒飲

瓜瓤温

瓜瓤温者胸高脇起嘔汁如血者是也緩者朝發夕死急者頃刻而亡蓋以胃經為濁邪所干胃為中焦為陰陽之交界中焦鬱濁阻遏而上焦之陽下焦之陰兩不相接營衛不通血凝不流以致胸高脇起嘔汁如血斯时疫邪伏于營衛既非若表者之可以清散又非若裏結者之可以攻下治宜清凉解毒散結開通氣血生犀飲去蒼术加連翹桔

梗、牛蒡、花粉、僵蚕、赤芍、貝母，便結者加大黃下之。

楊梅瘟

陽明瘟毒發楊梅瘟者，遍身紫塊，忽然發出黴瘡，形似楊梅是也。輕則紅紫，重則紫黑，多現於背部面部。時感受穢濁而然，重加解毒，毒附濕而為災，又須兼利濕。脈浮用銀翹散加生地、元參，毒重加金汁、人中黃，利濕如萆薢、滑石之類，渴加花粉，小便短加芩、連，用湯藥下人中黃丸亦妙。脈沉而壅者，酌量輕重下之，刺塊出血亦能泄毒。

疙瘩瘟

陽明瘟毒發疙瘩瘟者，發塊如瘤，遍身流走，旦發夕死

是也急以三稜鍼刺委中穴三分出血泄毒人中黄散薄荷桔梗湯下二錢日三夜二服鋸鑢散辛涼解毒亦妙

絞腸温辨證

吴又可曰絞腸温者腸鳴乾嘔腹絞痛水瀉不通是也先以鹽湯稍冷服探吐後服双解散

吴鞠通曰卒中寒濕內挾穢濁眩冒欲絶腹中絞痛脉沉緊而遲甚則伏欲吐不得吐欲利不得利甚則轉筋四肢厥逆俗名發痧又名乾霍亂轉筋者俗名轉筋火古方書多不載又按此證夏日濕蒸之時最多內傳寒濕又爲蒸騰穢濁之氣所干由口鼻而直行中道以致腹中陽氣受逼所以相

争而為絞痛胃陽不轉張故吐而不以脾陽困閉難故利而不
能其或經絡亦受寒濕則筋如轉索而以者向前矣中陽霍
而肝木素燥則厥逆俗名發痧者何蓋以用錢蘸薑汁刮其
關節刮則其血隨分住則復合數數分合動則生陽關節通而
氣得轉往往應手而愈刮處必現血點紅紫如痧故名痧也但
刮後須十二時不飲熱水米飲尤忌謂為乾霍亂者以其欲吐不
吐欲利不利也其轉筋名轉筋肋大者以痛迅速如大也其實乃
伏陰與濕相搏之故治法以救中陽急驅濁陰下行所以救中
焦之真陽也再以九痛丸一面扶正一面驅邪其功最速耳按
吐瀉之霍亂有陰陽二證乾霍亂則有陰而無陽所謂天地

不通閉塞而咸冬々有甚否卦之義甚譫言亂者邪干心包急用
玉寳丹攢金石菖蒲丹參湯下驅包絡之邪也
徵以圖曰痧證之由總因其人濁陰素重清陽不振偶感濁陰
之氣由口鼻直行中道邪正交爭營衛逆亂向無方論近世治之
者率有三法不知起自何人一則刮之前按所云是也一則焠之以
紅紙撚蘸麻油照痧其人形面額角及胸腹肩膊等處凡
皮膚間隱隱有紅點點出或如蚊迹或累累墳起疎密不一
一經照出輕輕灼而焠之爆響有聲則痛者輕縣痛減一則刺
之其法以針按穴刺出血凡十處名曰放痧此皆針灸遺意又
有試法與以生黃豆嚼之不覺腥者是痧覺有豆腥氣者

非痧与試疗同患此者俗忌生姜麻油之類余歷験多年知
其言不謬曾見有少女服生薑而斃有少男子服乾薑一夜
而死者前救中陽丸痛丸中俱有乾薑以与俗説相悖然乾
姜与槟榔巴豆並用正使邪有出路而乾姜不為害矣後人不
用此方則已用此方而妄減其制必反誤事至若羌活麻黄則
亦所大禁余有立生丹獨勝散二方以備栽採
汪楚蕃曰按玉龍経乾霍乱取委中今世俗多用熱水急拍腿
灣紅筋高起即刺之出血愈又按此証亦有不由觸穢受寒
但因鬱怒而發者其宜急攻下氣与觸穢受寒同
金鑑訂正仲景論陰陽毒及証前論

陽毒之為病，面赤斑斑如錦紋，咽喉痛，唾膿血。五日可治，七日不可治，升麻鱉甲湯主之。

陰毒之為病，面目青，身痛如被杖，咽喉痛。五日可治，七日不可治，升麻鱉甲湯去雄黃、蜀椒主之。

註：陰陽平，正氣也；陰陽偏，邪氣也；陰陽反，異氣也。正氣者，即四時令平之氣也，中人為病，徐而淺；邪氣者，即四時不和之氣也，中人為病，速而危；異氣者，非常災癘之氣也，中人為病，暴而死。所以過五日不治，以五臟相傳俱受邪也。此氣適中人之陽，則為陽毒；適中人之陰，則為陰毒。非後人所論陰寒極、陽熱極之陰毒、陽毒也。觀其所主之

方要不通。升麻、甘草、當歸、鱉甲、蜀椒、雄黃，而並不用大寒大熱之藥，則可知仲景所論陰毒陽毒非陰寒極陽熱極之謂也。此二證即世俗所謂痧證是也。陽毒終爲陽邪，故見面赤斑斑如錦紋、唾膿血之熱證；陰毒終屬陰邪，故見面目青、身痛如被杖之寒證。二證俱咽喉痛者，以此證乃邪從口鼻而下入咽喉，故痛也。

按：由此推之，凡邪所逗處無不痛也。故中此氣之人，不必咽喉痛、身痛甚，亦有心腹絞痛、大滿大脹、通身絡脈青紫暴出、手足指甲色如靛葉、口噤牙緊、心中忙亂，死在旦夕者。蓋證必從皮毛而入，未有爲病如是之速者也。是必從口鼻

而下入咽喉無疑況陰毒反去雄黄蜀椒必傳寫之偽以治
是証然不必問其陰陽但刺其尺澤、委中、手中十指脉絡暴
出之處出血輕則用刮痧法隨即服紫金錠或吐或下或
汗出而愈然不少蓋吐瀉不止厥逆冷汗脉微欲絶用炮附
子、炮川烏、吳茱萸、丁香、生乾薑、甘草煎湯加人參救之
亦多得生

集註 李梴曰趙獻可云此陰陽二毒是感天地疫癘非常之
氣沿家傳染所謂時疫証也

棠按古今謂吳所稱陰陽毒絞腸温並俗名乾霍亂黄
痧轉筋大名雖不同而實皆為穢濁之異氣所觸而為

病痛雖同出于一原而立方亦各有精義仲景立升麻鱉甲
湯取升麻性陽升陽氣而解毒鱉甲性陰主陰血而散結
甘草解毒和中當归散瘀活血蜀椒散寒而驅濁陰雄
黃解毒而燥脾濕總之升清陽降濁陰使涸濁之邪不
膠結于中也又可用消解散發表通裏藉通立救中湯溫
陽驅濁二方皆使邪有出路而去但立方一寒一溫耳然非
毒寒毒溫也惟証有陽毒陰毒之異耳陰毒亦非陰寒
之極乃感天地惡毒異氣入于陰經故曰陰毒其証不獨面
青可畏而且舌多白苔口不燥渴即痛極而口乾亦不思飲
宜用救中湯去乾姜之辛溫以其非陰寒也陽毒亦非陽

热之极乃感天地恶毒异气入于阳经故曰阳毒其证不獨面赤可愚而且舌多黄苔口必燥渴即气阻而水不得下咽亦必思饮宜用疏解散之剂归该阳药以其为阳邪也

軟脚温

軟脚温即湿温之壅于下者也其证便清泄白足腫难移者是也蒼术白虎湯主之不可轻下

棠按软脚温与脚气相仿而实不相同脚气者本水湿下壅之病而亦有挟风挟寒暑热之杂证湿食流注之内因其证有缓有急缓者二三月而日重急者一二日而即起家急上升痛至心者不治软脚温者湿温之邪直伤下焦流注

至脛其人必煩躁不安甚則譫言錯亂神志昏沉治法惟宜分解濕溫兩治不宜發汗發汗則濕溫邪混爲一中氣盡傷亦不可輕下輕下則中陽愈傷邪必內陷然有化燥而見下証者亦不可拘如頸痛身重大渴多汗足脛冷欸者蒼朮白虎湯主之肢節煩疼足脛熱脹而痛者當歸拈痛湯主之濕熱勝者防己飲主之氣上衝胸煩渴悶亂者活人犀角散主之至寶丹亦可濕溫門詳方對証選用則應變不窮矣

温疫

陽明温毒發疫者似以兜痘瘡或多或少其色紫黑昧識

濁太甚療治失宜而然也雖不多見間亦有之治法脈浮者用銀翹散加生地元參渴加花粉毒重加金汁人中黃小便短加苓連脈沉內壅者酌輕重下之斑疹門方皆可選用

疫痧爛喉源流

痧方書名麻疹浙人呼為瘄子近年疫痧多爛喉何也蓋以口鼻之氣通于天天有鬱蒸之氣霾霧之施人自口鼻吸入肺胃肺胃主咽喉故疫痧多爛喉也至于神昏其疫毒已陷心包如暑氣之歸心矣如喉爛氣穢鼻煽鼻煤失音衄血等證是邪犯太陰而太陰之病象見也如嘔惡呃逆口渴牙關拘急等證是邪據陽明而陽明之病象見也

如神煩神昏軒睡舌絳讝語多言等証是邪干心包而心包之病象見也但邪之所入必乘乎虛金匱真言論曰夫精者身之本也故藏于精者春不病溫岐伯曰不相染者正氣存內邪不可干蓋疫氣熾渴未有不因少陽而自能上騰者也果少陰腎水不虧少陽相火自伏經旨固明明示人也故正陰盡而疫毒熾盛識為危候矣正虛疫盛者灼熱無汗喉燗神昏痧隱成陷而脈細如無欬無綿正氣不存邪直干臟腑矣陰虛疫盛者灼熱無汗喉燗神昏痧隱成陷而舌絳且光殕且強陰液燥涸疫火灼傷臟腑矣二者雖死速甚正氣虛之辨死遲也以攻補之而不及也夫正陰實而疫毒盛者抗為難治

況正陰素虧乎況正陰而虧乎所以治是證者以喉爲主合神脈而言以定吉凶感疫輕則喉爛輕而痧亦輕感疫重則喉爛重而痧亦重喉爛淺者易治喉爛深者難痊再觀其神神貴清不宜昏也按其脈脈宜浮數有神不宜沉細無力也察其痧痧宜顆粒分明而漸達透者不宜赤如紅紙而急現亦不宜隱約也合而論之察其正陰之虛實視其疫毒之重輕則吉凶可前知矣

論治疫痧不同治傷寒

疫痧之火迅如雷霆身熱一發便見爛喉神呆痧隱肌赤其毒火炎炎灼傷臟腑在片刻間耳安能如傷寒之漸次傳變

哉故治疫痧者初起原宜宣毒透表不可驟用苦寒乃有汗解無痧雖隱舌雖白脈雖微而喉已痛神已煩斯時疏不兼清每多凶達而兼化每多吉必此傷寒證之疏達已透而後清之化之異非一死八九哉

論治疫痧與治風痧不同

風痧即風疹無疫毒所干風熱之邪自肌表感冒邪在經絡雖身熱咳嗽腹痛痧隱而喉不痛神自清疏以達之以汗即鬆鬆則痧點漸透達而赤或兼泄瀉仍用辛涼疏解不必止瀉痧足而瀉自止也其有重者目赤神煩舌絳脈數痧雖未足亦宜散而兼清痧透已足赤焮雪窖內熱熾甚

當清當下爲養液在所必需甚有神昏氣促胸滿鼻搧舌乾液涸至靈肺亂此等惡象犯之多危勿認風痧無有死者疫痧乃温熱之毒自口鼻吸入毒在臟腑一見身熱痧隱而喉即爛神即煩神或呆其治法也初起脉鬱舌白無汗神清喉爛不甚者宜加減葛根湯疎以散之若神煩喉爛者雖在初起無汗之時而疫火燎原有内陷之勢宜葛犀湯散而清之倘泥無汗痧隱而一味疎散愈疎則汗愈無愈達則痧愈隱愈疎達則神愈昏喉愈爛不顧在本之火徒治在表之邪舍本求末爲餂取效切非清散不可若痧點已透火灼液竭舌绛神煩口渴唇乾喉爛盛者宜犀角地黄

湯犀羚鮮毒湯清咽代之差痧點隱約喉爛氣穢脉沉實便閉者宜復鮮散若痧已透喉爛極盛脉沉實便閉者宜四虎飲下而奪之若大盛液竭脉數無神者宜五鮮飲育陰煎急救其津液此治療之大法也凡溫熱斑疹皆當于此門參之

疫痧表裏見證

發熱

發熱邪欲達也宜疏達之得汗爲吉若初起灼熱無汗肌紅痧隱其証重宜清散之若灼熱無汗痧隱神昏喉爛是疫火內閉更有脉細軟無神者多不治然用清散以汗痧是神清而喉不爛熱漸退者多吉

不發熱

不發熱疫火內閉也蓋痧隱必昧神昏喉爛脈細無神而不發熱痧點因自而達其証險清達並重爲治以汗痧是神清而喉不爛者吉

得汗

得汗邪達表也然汗後必以痧足喉爛漸退乃吉蓋痧仍隱約喉爛反盛是疫毒太重急險重也急宜清化

不得汗

不得汗疫毒內鬱也蓋一昧疏達則更無汗痧隱喉爛盛而扭神呆往往不治疫痧險惡者多不得汗也急宜清達痧透

汗來喉爛退者吉

痧達

痧達痧點透表也痧透而神安喉爛漸愈者病退也若喉爛猶盛神煩舌絳痧點之上毒泡累累是疫毒猶盛也重用清化若見便閉再用下法舌乾且縮重如青陳

痧不達

痧隱不達灼熱無汗者急用疏達若仍痧隱無汗而喉爛盛者急宜清散並進若痧點仍隱或一見即沒但見喉爛者其證必危

形色

痧點之形宜其疏痧點之色宜紅潤若身一覺熱即痧隱成片不

分顆粒其色紫滯乾枯無汗神昏喉爛為火毒內陷寬險證也
若脈軟無神者難治清散並進更服牛黃紫雪或挽萬一

部位

發痧自頭至足者順自足至頭者不順先胸背而後四肢者順
先四肢而後胸背者不順陽部多者順陰部多者不順陽部頭項背
也陰部胸脇腹也然亦有不盡然者總以透達為順隱伏為不順
痧透而喉爛淺神氣清者順痧隱伏而喉爛甚神氣昏者為不順

痧發痧沒

痧之發也宜辨其透與不透表痧之沒也宜辨其早沒與正沒
何謂透表痧點分科而有得手之質也透表後或起毒泡或

仍是喉爛舌絳神昏是疫火太重宜大劑清化清化之而喉爛減神氣清爽者吉反是者亡何謂不透表身一熱而痧即見痧隱成片毫不分粒雖無毒泡發于上部有毒大發于中者重喉爛神昏者難治治宜清散何謂早沒痧點一見而遂沒痧縮而毒陷也沒必喉爛增鼻搧氣促咽逆神昏者死何謂已沒痧足三日後痧點漸退喉爛漸減痧點與爛喉之勢並退也勢必神清脈細勿藥有喜

脈象

脈象鬱伏邪未達也脈象弦數疫火盛也數大空虛正氣弱而疫邪盛也灼熱無汗痧隱喉爛神昏者險脈雖鬱亦宜清

散益進並灼熱無汗痧隱喉爛神昏而脉來弦數無序者險並脉沉細如絲軟如綿者是陽證陰脉也難治

舌苔

疫邪內伏舌白而膩疫邪未化火也宜疎達之并喉爛神煩雖作起而痧隱可兼用清舌赤多刺疫邪已化火也宜清之并痧達未足仍兼宣散舌絳中黑液乾滋液化火益進舌黑且縮神昏喉爛液涸臟枯證必危險

爛喉

疫痧輕重全以喉爛別之其爛雲星其色鮮潤疎達之而痧即透爛即減是疫輕也其機滿布其色枯黄其痧隱約

而不達或雖達而烱更盛是疫重也初病身熱緩脈微數喉烱而旁踈達之而痧漸是烱漸減不延及喉底小舌並無纖氣者其証漸鬆若延及喉底小舌並痧可見即縮是疫已内伏神清者險若神昏氣喘鼻槁直視必不救也疫点雪察者高神清熱減而喉底小舌腐烱盛者是痰火猶盛其證危險用大剂清化挽回百一總之疫痧輕者喉不腐悶痧惡証亦有喉不腐烱者其不烱也乃悶極而無從烱喉也其証必見别端惡象以决死生

毒涎

喉中腐烱吹藥而有毒涎者為生吹藥而無毒涎者其証危

險毒火燎原津液枯竭勢必乾臨矣

織氣

喉烟織氣其证至險蓋以烟及喉底此非自外煽入實自肺中烟出故烟喉見喉底好肉为吉不見喉底好肉而吐氣織渴出所謂自肺中烟出豈不凶乎

神煩

神煩痘大内熾心君不安也神煩煩而喉烟病隱为痘毒内侵心包之象其証險宜清達並進若便閉脈實可重下法舌乾液斷可重育陰病達神煩重用清化病险神煩宜用清滋神煩不止總非吉象

神昏

神昏似睡非睡昏倦不語乃疫毒內伏正氣不支毒火直犯內陷也痧未達表宜清達並進凡神昏而喉爛不盛者已屬險証兼喉爛盛而痧隱縮其人神昏不語是疫毒已內陷矣難治

鼾睡

鼾睡是神昏已盛迷悶似睡而有痰聲也毒火痰熱已陷心胞較神昏尤惡不治

鼻煽

鼻煽為疫痧最忌以邪火灼金而傷水之上源也痧隱喉爛而鼻煽是疫毒伏于肺也痧沒喉爛而鼻煽是疫毒結于肺也伏宜

清達結宜清化二者俱難治若鼻搧而氣促痰鳴者更危

鼻煤

鼻煤是毒火熏灼肺金也若面帶喉烟面青氣促痰鳴者難治急進清化鼻園第一

牙關拘急

牙關拘急陽明毒火盛也若見喉烟神昏痧隱者其症至險宜清散並重治之痧達者急宜清化

失音

失音熱伏于肺也于痧症無關重輕治宜疎達若喉烟不見底而失音者乃肺已烟傷音無從出也難治若痧伏久

嗽形瘦脉细数声音不爽恐成痧劳

呃逆

呃逆毒火盛也痧未达者宜清达痧已达者宜清化便实者宜清下止化其火呃自止不必治呃也

便实

便实火内结也舌白而痧隐者宜疏下并用舌绛而痧透者宜清下重施

便溏

便溏火下泄也瘦痧便溏却非凶兆然便溏而神昏痧隐喉烂脉细无神是邪盛正虚而泄则为险候矣切不可用燥涩之药痧

透而便泄自止清散之中佐以理脾如茯苓甘草老米之類

肌癢

痧熱隱約肌膚似透痧點已足肌膚所退營衛自和故爾肌癢

肌燥

灼熱無汗痠火盛而肌燥者其痧難達治宜清達痧點已透
津液虧而肌燥者其火必盛治宜清化育陰並進兼查喉爛
盛而神氣煩躁屬陰象

唇絳齒乾

唇絳陽明熱盛也齒乾陰液虧也兼喉爛舌絳而焦唇
絳且裂齒燥而黑即痧未透達以急養液清化庶乃火化

液回而痧乃透也。

咳嗽

咳嗽是發痧吉象。咳甚發痧，其痧易達。若喉燗咸而嗽逆頭

咳亦由咳嗽頻聲而咳也。咳逆氣逆而咳，一咳即止，如嗆然也。痧前

咳邪易達。痧後咳邪逗留。痧後久咳，形瘦脈弱，防成痧癆。

不咳嗽

不咳嗽而燗喉，喉燗必盛也。若見神昏痧隱，則爲陰象，以毒

火閉伏也。治宜清達。

目赤

瘄痧初發每多目赤，以火上炎也。照証治療

嚏

嚏肺氣暢越也疫病多嚏不多出者病隐脉鬱神迷不語可与冲天散吹鼻使得嚏而暢越其氣機

氣促

氣促毒火結于肺也若由喉烟感者極危病未達宜清達病已達宜清化

讝語

讝語火乘心包心神不能自持也若喉烟病隐而見讝語是疫毒内閉宜清散並重佐以牛黄丸内開或可挽回若病透讝語治宜清化便實者再與下法

面色

身熱乍發面色紅亮者火盛也青滯邪伏也若喉爛盛而面色青晄呆白險候也又有疫毒盛者初發熱時繞鼻赤色一圍亦險以鼻居中土孔竅肺竅疫毒蘊于脾肺也

鼻衄

鼻衄火盛克金也痧透喉爛者宜清化痧隱喉爛者宜清散並重

嘔惡吐蚘

發疫每多嘔惡嘔惡是毒洩胃家熱邪痧透而嘔自止也若痧隱不達嘔甚吐蚘其證險又有疫火內熾欲吐不吐乾嘔神呆喉爛痧隱其證更險治宜清散並重

溺濇

溺濇大毒重也痧点遗者宜清化痧点未足者宜清散佐利小便何啬之有

腹痛

腹痛疫火内郁也肺与大肠相表里肺蕴疫火而下传于大肠也兼灼热脉郁神呆痧隐而腹痛闷痧也急宜疏逐喉烟便闭而腹痛者热结俱盛亦险候也痧未达逐宜疏下痧已达宜清下若痧腹痛总为不善

毒泡

毒泡是痧发不足尽其毒故痧上又发白泡也火毒盛者泡

竅通竅宜大劑清化毒以喉腐不减精神清爽與痧浮泡而

邪達亦非必死之證

牙疳

痧後毒火結爲牙疳其證面腫而堅色㿠亮其頤必穿穿多不救其治法以清火化毒其吹藥以解毒止腐其齒則齦黑齒落頤虛而穿其害至眼藥後臭氣减而惡腐退腫硬消而牙囟間見多骨而去之則漸愈矣

遺毒

疫痧遺毒發于腮項延及喉外四肢爲重凡遺毒而喉爛不減飲食不增身熱不止者俱難治其治法大減者宜清火化毒正

需當宜扶正化毒。是有痧像神昏喉爛，痧盛而喉外堅腫，是毒結咽喉而無從發洩，所以喉外堅腫也。見之不治。此證見多在一候之內。有痧後毒走四肢，四肢光亮浮腫者難治。此證見每在兩候之外。

妊娠疫痧

妊娠疫痧，以治邪為主，兼執當歸等藥為碍胎而不敢用，則疫火更熾，因輕剔以治之，正如隔靴搔癢，非但不能保胎，而且速其死也。其清火化毒，正所以保胎而活其命耳。

疫痧見象扼要總論

疫痧見象變幻不一，而見象要訣不過三端，如神昏嗜睡痧閉氣從而疫邪內陷也如喉爛氣穢鼻煽呃逆為疫火熾甚也如痧點隱約喉爛神昏而脈細如絲軟如綿為正不勝邪陽証見陰脈也三者俱百難活一其餘見象有順有逆緊要者視其神按其脈觀其喉察其痧危候之安逆候之存所謂神而明之存乎其人也

近年經驗疫痧証治

一爛喉痧証初起脈浮數有力有汗色淡紅者易收功如初見色紫而艷此用瘍醫大全痧疹論中治法如歸尾桃仁紫草紅花地丁赤芍丹皮等藥頗能見效

一爛喉痧証或咽喉不甚腫痛初起時即現微紅似有似無之狀

脈伏肢涼面青唇紫口閉流涎目睛直視指甲青滯胸腹飽
脹氣促神昏四肢抽搐等證此為悶痧百無一生然亦不忍坐
視其斃速用臥龍丹多吹兩鼻孔取嚏為吉隨用真薄荷
錢許煎湯磨太乙紫金錠頻灌之候形色稍轉再斟酌煎
劑如無以上諸般閉證不宜徑用辛燥之品取嚏

一爛喉痧證無論已暢未暢之時若咽喉腫痛不堪形色紫
艷者未潰爛或已破未深而項外漫腫堅硬痰壅氣閉湯
水難嚥急用喉針在喉之兩旁高腫處刺入分許連刺兩
三下吐出紫黑毒血隨時便可下藥亦不至大潰矣

一刺法用衣針刺兩手大指裏側爪甲下分許即少商穴也

刺破擠出紫血最能開泄肺經熱毒頗見功驗

一咽喉内外或不甚腫痛可進湯水或潰爛邊淋皆不必針刺

他如脉細神昏毒已内陷心包亦不必針刺

一治疫痧咽喉嘔吐肢涼皆緣傷於疫邪壅閉以致腠理不開

氣不敷布斷不可妄認寒證悞投辛溫如蒼朮厚朴半

夏肉桂附子生姜之類又初見痧形似有似無驟然驚搐

亦不宜用苦寒鎮驚之藥如牛黃蘇合等丸此二證均宜

達疹以暢自能漸愈更有羌蒡現音柳桿綠沙蟬桃核

皆係辛溫之品均不可用

一生地石膏黃連大寒之品痧點未足不可輕用恐遏鬱也

附錄類傷寒四證

赤膈類傷寒

温病胸前一片紅腫，栗起如麻疹，頭疼身痛，發熱惡寒，名赤膈類傷寒。此風熱也，宜荆防敗毒散，加連翹、赤芍、牛蒡、大貝、紫荆皮、姜皮。有裏證者，防風通聖散。

黄耳類傷寒

温病耳中策策痛者，風入腎經也。不治則惡寒發熱，脊强背直如痓之狀，名黄耳類傷寒。宜荆防敗毒散，加細辛、黄芩、赤芍、紫荆皮。

解㑊類傷寒

解其肌肉。解散。㑊其筋不束骨。解㑊之證。似寒非寒。似熱非熱。四體骨節倦怠煩痛。俗呼為砂病。內經名解㑊。原其因。或傷酒。或中濕、或感冒風寒、或房事過度、或婦人經水不調。血氣不和。皆能為病。治宜先用熱水蘸拍臂膊。而以苧麻刮之。甚者更以鍼刺十指頭及委中出血。使腠理開通。血氣舒暢自愈。

砂病類傷寒

砂病其惟嶺南閩廣之地。溪毒砂風。水弩射工。蟈短狐蝦鬚之類。俱能含砂射人。被其毒者。則憎寒壯熱。百體分解。似傷寒初起之狀。彼土人治法。以手扪摸痛處。用角筒入肉。以口吸出其砂。外用大蒜煨搗爛膏封貼瘡口即愈。諸虫惟蝦鬚頭

鸂鶒、本草綱目作鸂鷘，淮賦杜臺卿所作。

最毒者不早治十死八九其毒流入于骨者蜒髮之狀其瘡類手疔腫彼地有鸂鶒等水鳥專食以上詳出淮賦云鸂鶒尋邪而逐害護犯沙毒者以此鳥毛燒灰服之及籠此鳥于病家其沙聞氣自出而愈也

鸂鶒即鸂鶒又名紫鴛鴦又名溪鴨其色五色尾如船舵小施鴨性食短狐在山澤中故所居處無復毒氣

附錄經驗熱入血室如見鬼狀

方書云熱入血室如見鬼狀余嘗見之其日間了了夜間自言自語如見鬼狀此其常也甚至有聞而言之者無所聞而戶外之事及能聞且見之者人咸以爲怪異而不知其所

以然也夫魄強與魂乃安木性雖浮肝則藏血藏魂而隸於下金性雖沉肺則主氣藏魄而居乎上令熱入血室蒸熬日久血液殆盡而肺金腎水亦煎熬日枯肺燥則失其相傅治節之官腎燥則失其閉藏禁固之職肝爲將軍之官既無腎水以滋涵又無肺金以制伏遂飛揚上越而不能自藏其魂矣此名離魂魂離則出入無時故戶外之事皆能聞且見之也治宜救肺燥滋腎陰爲主由此觀之則久咳肺痿之人及虛勞病而見此證無皆肝強之故耳

溫病合編卷四終